臨床栄養管理法
―栄養アセスメントから経済評価まで―

ネスレ栄養科学会議 監修

武田 英二
雨海 照祥
佐々木 雅也
幣 憲一郎
田中 清
M. エリア
共著

建帛社
KENPAKUSHA

『臨床栄養管理法―栄養アセスメントから経済評価まで』の刊行に寄せて

　何をどれだけ食べれば健康で生き生きとした長寿を全うできるでしょうか。おそらく誰でもこの命題を一度は考えたことがあるでしょう。

　わが国は平均寿命が世界的にもトップを誇る長寿国。2025年には65歳以上の高齢者が人口の30％に達すると予想されています。しかし，健康寿命と平均寿命の間には6～7歳の差があると報告されています（The World Health Report, 2004）。とりわけ，わが国では成人人口1億400万人のうち，糖尿病およびその予備群は2,100万人，高血圧症およびその予備群は5,490万人，脂質異常症は1,410万人で，成人の約70％が何らかの生活習慣病にかかっています（平成19年国民健康・栄養調査）。

　超高齢社会が現実のものとなろうとし，生活習慣病が蔓延するわが国では，医療費増大が国民の社会的負担を増していることは周知の事実です。

　このような現実に対処すべく，栄養学では少なくとも2つの面から研究が行われています。病気にならない予防医学面と，病気回復を助ける臨床医学面がそれです。前者は，栄養素やポリフェノールなどの非栄養性機能成分が生活習慣病を低減し，生体を未病の状態で留める生理効果を検証し，それらを含む機能性食品の開発に向けた研究です。この研究は日本発で，行政的には「トクホ」と呼ばれる制度もできました。一方，後者の臨床栄養は，病気に罹患して治療を受けつつ実施する食事療法であります。したがって，医者・看護士・管理栄養士と密に連携しつつ治療効果を探求することを指向した研究です。今こそ，この2つの面から栄養学が待ち望まれる時

期と言えましょう。

そのひとつとして，2010年5月22日に日本ネスレ栄養科学会議サテライトシンポジウムを日本栄養・食糧学会大会（徳島）にて「臨床栄養管理の意義」というタイトルで開催し，多くの聴衆にご参加をいただき，たいへん好評でした。オーガナイザーを努めて下さったのは，本大会会頭の徳島大学大学院ヘルスバイオサイエンス研究部教授・武田英二先生です。

本シンポジウムは，臨床栄養管理を栄養アセスメント（雨海照祥先生），経済性（スーザン・ドラワート先生），疫学調査（佐々木敏先生）の視点からご講演いただきました。それぞれ，栄養療法に栄養アセスメントが必須であること，医学的栄養療法は医療費総額を大きく減額することに繋がること，食事検査の科学的アセスメントの重要性など，詳細なデータを基に興味深い話題が提供されました。

本書は上記シンポジウムの話題を中心としつつ，さらに多面的な視点を含め，武田英二先生に編集をお願いしました。執筆者は上記の武田先生，雨海先生の他に，この分野の4名の専門家を加えた6名です。臨床栄養管理の現状と問題点を科学的観点から概説した，まさにタイムリーな書であります。学生・院生，病院・地域医療に携わる方にぜひご一読いただければ幸いです。

2011年3月

ネスレ栄養科学会議
理事長　阿部啓子

はしがき

　社会経験，人間同士の交流，読書などが，人生を生きてゆくための基本的な知恵や人間性を強化するために必要です。読書は過去からの人間の思想と行動，歴史を知ることができるので，生涯学習の中心とすべきです。深い知識と技術を真剣に学ぶことにより，学問の面白さを実感することだけが，将来を築く基盤になります。学校や職場ではすべての知識や技術を教えてくれるわけではないので，疑問点を自分から積極的に尋ねて解決する必要があります。家族や社会でコミュニケーションが取れない人が増えていますが，学問ばかりでなく，人間的なつながりの中で教え，そして学ぶことによって，相互を高めあうことが必要です。

　栄養管理能力を高めるためには，知識だけでなく臨床現場で多くの症例を経験しながら学んでゆく必要があります。自分が担当する患者は，少なくとも１日３回は診療することによって，患者・家族とのコミュニケーションが取れ，新しい症候も読み取れるようになります。また担当ではない患者の病態も理解し，各専門家の考え方や対処法を学び，それを後輩に伝えることによって，自分がさらに成長することもできます。人間には知らないことに対する好奇心と探究心があり，学びたい，そして伝えたいという意欲が強いので，学びたい者と教えてくれる人とは仲間を形成することができます。仲間とともに学びながら考え，考えながら学び，その成果を適切に社会に生かすことが，われわれ栄養学に携わる者の使命です。

　インターネットによって多様で国際的な情報を迅速に入手できるようになり，ますます世界的視野の下で物事を考え，地球規模で行動することが求められます。栄養管理も新しい情報をリアルタイムで取り入れて，治療に反映させることが必要です。そのためには語学力をつけて外国人との交流を深め，外国の事情を学ぶことによっ

て国際的に活躍できる素地を作る必要があります。

　医療は医者が一人で仕切るのではなく，医療チームに患者やその家族が参画する方向に進んでいます。インフォームド・コンセントはあたりまえで，良識のある医療施設では患者・家族と一体になった診療を実施しています。これからは参画型のチーム医療が主流となるので，意思疎通ができる人間性がますます求められます。

　診療では身分による差別をせず，患者のための治療法だけを実施し，医療内容については説明できるように医療チーム内で公開し，医療上の秘密は守ることです。また，栄養療法など選択の適応や不適応の理由を説明する責任があります。新しい方法については，国民の合意を得て新しい生命倫理を打ち立てる必要があります。人間愛，誠実，寛容などは時代を超越した徳として尊重すべきであり，生命倫理はあらゆる職業人や組織に不可欠です。物質や技術を優先させると，魂が置き忘れられてモラルが不在になることがあるので，注意が必要です。実社会でいろいろな経験を重ね，どのような場合にも自らを見失うことなく，社会人としての倫理を守ることが重要です。

　最後に，医療チームにもリーダーがいてビジョンを持ち，目標と計画を立てて実行に移すリーダーシップが求められます。どんなに若い人材であってもいずれは長となることになるので，そのときまでにコツコツと努力してリーダーシップを発揮できる能力を蓄積してほしいと願っています。

2011年3月

武田英二

目次

- ●『臨床栄養管理法—栄養アセスメントから経済評価まで』
  の刊行に寄せて ……………………………………………………………… i
- ●はしがき ……………………………………………………………………… iii

第1章 臨床栄養管理の意義とエビデンス

1. はじめに ……………………………………………………………… 2
2. 臨床栄養管理とは …………………………………………………… 4
3. 臨床栄養管理のエビデンス ………………………………………… 13
4. 栄養指導の効果 ……………………………………………………… 23
5. 経済的意義 …………………………………………………………… 25

第2章 臨床栄養学における栄養アセスメントの意義の検証

1. 医療における栄養アセスメントの意義の検討 …………………… 39
2. 医療のアウトカムを決定因子とした栄養状態の重みの判定 …… 49
3. 栄養状態がアウトカムに与える影響の重み ……………………… 57
4. アウトカム影響因子群の相互連関作用 …………………………… 58
5. "重み付け法"の今後解決すべき課題 ……………………………… 60
6. おわりに ……………………………………………………………… 61

第3章 経腸栄養・静脈栄養による臨床栄養管理法

1. はじめに ……………………………………………………………… 63
2. 静脈栄養と経腸栄養の選択方法 …………………………………… 63
3. 経腸栄養法 …………………………………………………………… 65
4. 静脈栄養法 …………………………………………………………… 85
5. おわりに ……………………………………………………………… 93

第4章　食事指導による臨床栄養管理法

1. はじめに …………………………………………………………… 97
2. 食事療法の基本と食事指導の役割 ……………………………… 98
3. 各種栄養素のバランス的摂取方法と食事指導 ………………… 99
4. 経口的栄養補給（治療食）と食事（栄養）指導 …………… 102
5. 実際の栄養投与量の決定方法と食事指導のポイント ……… 103
6. 栄養状態の評価 ………………………………………………… 115
7. 栄養（食事）指導計画 ………………………………………… 116
8. 栄養（食事）指導の標準化の必要性 ………………………… 121
9. NST活動と栄養（食事）指導について ……………………… 122
10. おわりに ………………………………………………………… 124

第5章　生活習慣病に対する栄養療法の社会的意義・経済評価

1. はじめに ………………………………………………………… 127
2. 医療経済評価の必要性・方法論 ……………………………… 128
3. 生活習慣病と栄養療法 ………………………………………… 135
4. 臨床栄養管理の社会的意義 …………………………………… 150
5. おわりに ………………………………………………………… 153

第6章　栄養不良の経済的意義

1. はじめに ………………………………………………………… 157
2. 疾病に関連した栄養不良コストの評価 ……………………… 158
3. 英国における疾病に関連した栄養不良に関するコストの評価 … 160
4. 栄養治療介入の経済的評価 …………………………………… 164
5. おわりに ………………………………………………………… 169

●索　引 …………………………………………………………… 173

第1章

臨床栄養管理の意義とエビデンス

武田英二, 谷 佳子
奥村仙示

　基礎疾患に栄養不良が加わると，感染症などの合併症のために有病率や死亡率が増加し，入院治療費の増加につながる。栄養不良患者では入院期間が増加し，再発や再入院などによりQOLは低下する。臨床研究が行われて栄養療法の効果が示されるにつれて，栄養療法は栄養管理が必要な治療法として認識されつつある。これまでに，種々の患者に対する適切な栄養管理法に関する有効性や危険性の評価が行われてきた。しかし，適切な栄養管理が患者の予後を改善するという結果にもかかわらず，医療現場では十分に評価されているとは言えない。同様に，栄養療法に関する国際的なガイドラインは，一部の臨床現場でしか活用されていない。この理由としては，①栄養療法が重要とする認識や経験が不足していること，②エビデンスのレベルが低いこと，③症状が急激な変動を示すわりにゆっくりした効果しか示さないこと，などが考えられる。したがって，ガイドラインに基づいて栄養管理を強化する必要性を医療従事者や患者へ十分に説明することが重要と思われる。さらに，栄養管理が病院経営など経済的にも有効で患者のQOLを改善することを示す研究が，ますます重要となろう。栄養療法が精神的苦痛を軽減し，手術・放射線・薬剤等による治療に耐える体力を保持し，医療効率を上げることで医療費を節約できると考えられる。

徳島大学大学院ヘルスバイオサイエンス研究部・臨床栄養学分野

1. はじめに

　基礎的および臨床的研究を基盤にした医療現場での栄養管理の新しい発展が期待されている[1]。注意深く計画され統計的に評価できる研究が，医療現場から求められている。患者の予後や死亡率・有病率を評価できる価値のある臨床研究は簡単ではなく，時間，人材，研究費が必要である。したがって，不十分な臨床研究では，いい加減な結果が示されることになる。少ない対象で短期間でできる臨床研究は実施しやすいが，間違った臨床研究によるいい加減な結果が非常に多い。十分に評価されていないいい加減な結果は費用を浪費し，不適切なエビデンスを示し，患者にとって不利益を与えることになる[2]。また，不適切でいい加減な結果は，レベルの高い研究計画や目的にも影響を与えることになる。消耗性疾患に対する臨床研究の目的は異なっており，意義のある結論を得るための研究計画が必要である。

　臨床栄養研究の設定や目的は他の臨床研究より難しい点が多い。栄養不良の原因は多彩であり，栄養療法により疾患が治癒するのではなく，疾患の一部を改善させるのである。栄養不良のがん患者に対する栄養療法は，がんを治すのではなく，合併症を減らし，治療に耐える体力を維持し，筋肉機能やQOLを改善させることである。長期にわたる栄養療法の成果として，感染や合併症等による有病率や死亡率が評価されてきた。先行するいい加減な研究結果では臨床的予後は改善しない結果が多かった。事実，臨床栄養研究では，栄養状態に対する改善効果はみられるが他の臨床的改善はみられないことも多い[3]。長期飢餓の死亡率に対する栄養管理グループと非管理グループを比較する研究は倫理的問題があり，実施することはできない。したがって，基礎疾患によって疾患の治療や効果，さらに有病率や死亡率が異なるので，栄養管理による効果判定を予後だけを指標として行うと，間違った結果を示す可能性がある[4]。

　早急に明らかにするテーマとしてあげられるのは，栄養サポートが患者の機能回復や治療などに対する反応を改善させる栄養投与量や投与期間等に関する研究である。よく計画された臨床栄養研究でも，医療費やQOLに対す

る改善効果等の結果はいろいろ出てくる。栄養療法は，患者のQOLを改善させてよりよく生きることができるようにし，精神的ストレスを軽減し，治療に耐える体力を増強するので，治療に反応して健康状態を改善させることが考えられる[5]（図1-1）。したがって，臨床評価，経済効果，QOLを含む多彩な評価モデルによるエビデンスに基づく臨床栄養の意義や栄養療法の価値を理解した社会システムを構築しておくことが必要である[5]（図1-2）。

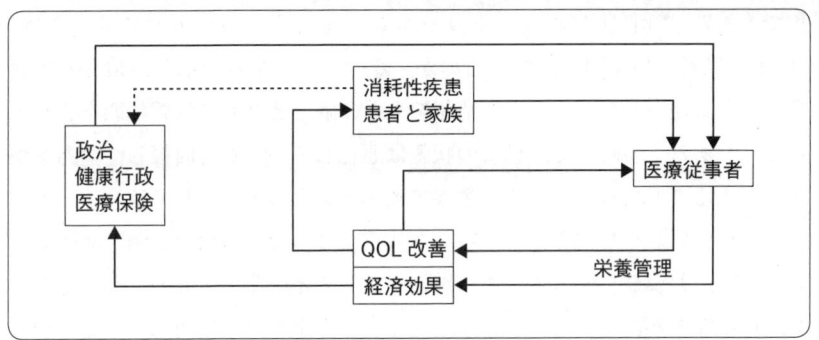

図1-1　栄養療法による患者のQOL改善と経済効果

文献5）より改変引用

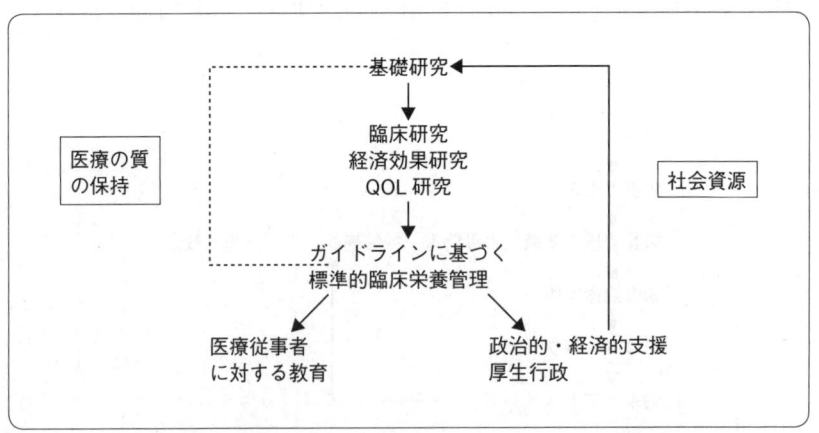

図1-2　最適の栄養管理を実施するための社会的コンセンサス

文献5）より改変引用

2．臨床栄養管理とは

(1) 臨床栄養管理の方法

　入院患者のすべてに対して栄養状態のスクリーニング，すなわち食事摂取状況，顔色，％理想体重，身長・体重比，体重減少率，肥満指数等を評価することによって，栄養障害があるか，栄養管理が必要か，さらに詳細な栄養アセスメントが必要かを検討する（図1-3）。栄養管理が不要と判定されたときでも，7～10日後に再度スクリーニングを行う。栄養アセスメントは，「いま，患者に何が起こっているのか，なぜ，その症状を示し，検査値は異常値を示したか」などを考え，情報をもとに病態とともに栄養状態を判断することである。現時点で，患者の状態は悪化しているか，回復しつつあるかを把握することが重要である。栄養アセスメントの項目としては，①食事調査を含めた問診や身体徴候の観察，②体重などの身体指標の計測，③臨床検査データ，および，④エネルギー出納をはじめとするすべての栄養素バランスの把握などがある。このような技法により，患者の栄養問題や栄養管理の必要性を明らかにする。

　これらに基づいて作成した栄養治療計画を（電子）カルテに記入し，情報を共有することによって医師が行う治療を支援する。医師の了解が得られた

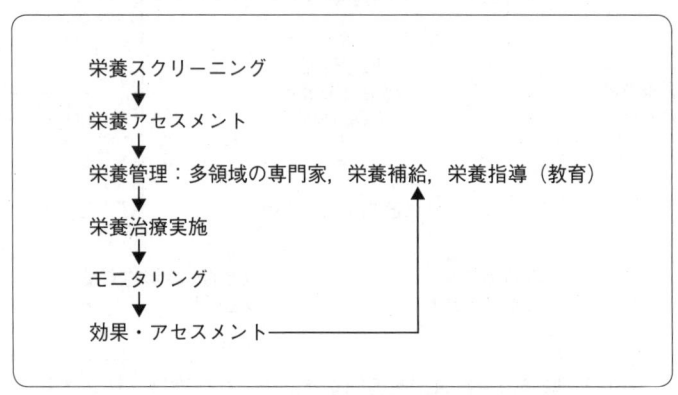

図1-3　臨床栄養管理のプロセス

ら栄養療法を実施する。栄養管理の内容を正確に記入し，食事や栄養療法の変更内容もカルテに記入する。入院中は経過を観察し，栄養療法の効果をモニタリングする。効果が十分でないときは，繰り返して栄養アセスメントを行い，栄養治療計画を変更することも必要である。入院患者には食事療法の意義を説明し，正しく実行できるように栄養教育を行う。退院後にも栄養療法が必要であれば，十分に時間をかけて栄養教育を行う。栄養に関する教育はすべての医療スタッフおよび事務職員に対しても行うことにより，医療効率を改善することが期待される。栄養療法による医療費の抑制および科学的エビデンスの確立，さらに最新の情報を得て新規栄養療法を提示することも必要である。

(2) 栄養スクリーニング法

スクリーニングとは，健常者とハイリスクの患者を分ける方法である。方法は，負担が少なく，安価で，結果がすぐわかるものがよい。栄養不良のスクリーニングを実施する意義としては，入院患者の30％[6]，老人ホームや入院高齢者の15～60％が栄養不良で[7]，栄養不良が在院期間の延長や入院費用の増大につながることから[8]，スクリーニングにより栄養不良を早期に発見することが必要である。用いるスクリーニング法は，有効性が証明されたものでなければならない。これは，感度，特異度，的中率，信頼度が高く観察者間で差が出ないことである。現在用いられているスクリーニング法には，以下に示す種々の方法がある。

1) Malnutrition Universal Screening Tool (MUST)

MUSTは，栄養不良や肥満の成人を見分ける5ステップから構成されたスクリーニング法である。簡単で迅速なことや，リスク群ごとの治療計画が示されていることが特徴である。MUSTのステップ1では，BMIについて質問する。BMIが20 kg/m^2より大きい場合は0点，$18.5 \sim 20 \text{ kg/m}^2$なら1点，$18.5 \text{ kg/m}^2$未満では2点とする。ステップ2は，3～6カ月間の体重減少についてである。減少率が5％未満なら0点，5～10％なら1点，10％を超える場合は2点とする。ステップ3では，急性疾患の影響を調べる。食事

摂取が少ない状態が5日を超える場合は2点を加算する。ステップ4では，ステップ1〜3の点数を合計し，合計点によりリスク群に分類する。合計点が0点なら低リスク群，1点なら中等度リスク群，2点以上なら高リスク群となる。ステップ5では，低リスク群は日常ケア，中等度リスク群は観察，高リスク群は治療とし，リスク群ごとにケア方法のガイドラインが示されている。

2) Nutritional Risk Screen (NRS 2002)

NRS 2002は，入院患者向けに推奨される2ステップのスクリーニング方法である。治療効果のある患者とない患者を区別することが特徴である。第1段階のスクリーニングは4つの質問から成っている。①BMIが20.5未満かどうか，②過去3カ月に体重が減少したか，③過去1週間に食事摂取量が減少したか，④重症の疾患患者であるか，について質問する。これらの質問のうちいずれかに当てはまれば，次に説明する第2段階のスクリーニングが行われる。どれにも当てはまらなければ，週1回の再スクリーニングが行われる。また，患者が大きな手術を控えている場合は，予防的な栄養管理計画を考える。

第2段階のスクリーニングは，大きく分けて2つの項目から構成されている。1つ目は栄養状態の悪化についての項目であり，対象者の栄養状態に合ったスコアがつけられる。2つ目は病気の重症度である。これは，重症度によって栄養必要量が増加していることを考慮した項目であり，対象者の病状に合ったスコアがつけられる。以上2項目のスコアを合計し，対象者の年齢が75歳以上であればさらに1点を加算し，これを総合得点とする。総合得点が3点以上ならば栄養不良のリスクがあると判定され，栄養管理を開始する必要がある。3点未満の場合は，栄養不良のリスクは低いと判定されるが，週に1回の再スクリーニングを行う。

3) Mini Nutritional Assessment® (MNA®)

MNA®は栄養不良のリスクがあり，かつ早期の治療によって回復可能な高齢者をスクリーニングする方法である（図1-4）。MNA®-SF (Short Form)は，6項目の質問から成っている。①過去3カ月の食欲不振や食事量の減少，

2. 臨床栄養管理とは

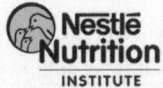
簡易栄養状態評価表
Mini Nutritional Assessment-Short Form
MNA®

氏名:

性別: 　年齢: 　体重: 　kg 身長: 　cm 調査日:

下の口欄に適切な数値を記入し、それらを加算してスクリーニング値を算出する。

スクリーニング

A 過去3ヶ月間で食欲不振、消化器系の問題、そしゃく・嚥下困難などで食事量が減少しましたか？
0 = 著しい食事量の減少
1 = 中等度の食事量の減少
2 = 食事量の減少なし

B 過去3ヶ月間で体重の減少がありましたか？
0 = 3 kg以上の減少
1 = わからない
2 = 1〜3 kgの減少
3 = 体重減少なし

C 自力で歩けますか？
0 = 寝たきりまたは車椅子を常時使用
1 = ベッドや車椅子を離れられるが、歩いて外出はできない
2 = 自由に歩いて外出できる

D 過去3ヶ月間で精神的ストレスや急性疾患を経験しましたか？
0 = はい　　2 = いいえ

E 神経・精神的問題の有無
0 = 強度認知症またはうつ状態
1 = 中程度の認知症
2 = 精神的問題なし

F1 BMI (kg/m^2) : 体重(kg)÷身長(m)^2
0 = BMIが19未満
1 = BMIが19以上、21未満
2 = BMIが21以上、23未満
3 = BMIが23以上

BMIが測定できない方は、**F1**の代わりに**F2**に回答してください。
BMIが測定できる方は、**F1**のみに回答し、**F2**には記入しないでください。

F2 ふくらはぎの周囲長(cm) : CC
0 = 31cm未満
3 = 31cm以上

スクリーニング値
(最大:14ポイント)

12-14 ポイント: 　栄養状態良好
8-11 ポイント: 　低栄養のおそれあり (At risk)
0-7 ポイント: 　低栄養

より詳細なアセスメントをご希望の方は、**www.mna-elderly.com** にありますMNAフルバージョンをご利用ください。

Ref.　Vellas B, Villars H, Abellan G, et al. *Overview of the MNA® - Its History and Challenges.* J Nutr Health Aging 2006;10:456-465.
Rubenstein LZ, Harker JO, Salva A, Guigoz Y, Vellas B. *Screening for Undernutrition in Geriatric Practice: Developing the Short-Form Mini Nutritional Assessment (MNA-SF).* J. Geront 2001;56A: M366-377.
Guigoz Y. *The Mini-Nutritional Assessment (MNA®) Review of the Literature - What does it tell us?* J Nutr Health Aging 2006; 10:466-487.
® Société des Produits Nestlé, S.A., Vevey, Switzerland, Trademark Owners
© Nestlé, 1994, Revision 2009. N67200 12/99 10M
さらに詳しい情報をお知りになりたい方は、**www.mna-elderly.com** にアクセスしてください。

図 1-4　MNA®-SF

②過去3カ月の体重減少，③運動能力，④過去3カ月の精神的ストレスや急性疾患，⑤神経・精神的問題の有無，⑥BMIのそれぞれの項目について得点がつけられる。12点以上の場合は正常またはリスクなしと判定され，11点以下の場合は栄養不良のリスクがあると判定される。

MNA®の特徴としては，信頼できること[9]，死亡率を予測できることや，体重減少・アルブミンでは判定できない栄養不良のリスクを検出できること，栄養の介入によって体重減少を防ぐことができること[10]，入院の結果・コストを予測できること[11]などが報告されている。

4) Short Nutritional Assessment Questionnaire (SNAQ)

SNAQは，入院患者の栄養不良を早期に発見するためにオランダの栄養士によって開発されたスクリーニング法である。291人の患者を対象に従来の方法で栄養状態のスクリーニングを行い，栄養状態良好，中等度の栄養不良，深刻な栄養不良に分類した。この患者全員に対し，飲食や体調，痛みなどに関する26の質問を行った。そのなかから，スクリーニングの結果に最も近く患者の栄養状態を分類できる質問を分析した結果，「意図せずに体重が減少しましたか？」，「最近1カ月間で食欲が減少しましたか？」，「最近1カ月間で栄養補給飲料か経管栄養を用いましたか？」の3つが有用な質問と認められた。この3つの質問にスコアが与えられ，2ポイント以上で中等度の栄養不良，3ポイントで深刻な栄養不良と評価される。SNAQは簡単迅速で，栄養不良の治療計画も含み，費用対効果の有効性が実証されている。

5) Malnutrition Screening Tool (MST)

408人の成人入院患者を対象にSGA（次項参照）を用いて栄養スクリーニングを行い，21の質問項目から，SGAによるスクリーニングの結果に最も近い質問を分析した。その結果，「最近，意図せずに体重が減少しましたか？」，「食欲が低下したために食事量が減少しましたか？」の2つで，それぞれMSTのスコアが与えられた。MSTスコアのカットオフ値で感度，特異度が分析され，スコアが2以上で栄養不良のリスクと診断される。

6) Subjective Global Assessment (SGA)

世界的に栄養スクリーニング・アセスメント法として広く利用されている

のが主観的包括的アセスメント（SGA）である[12]（図1-5 Ⓐ Ⓑ）。SGAでは病歴（体重変化，食事摂取の変化，消化器系の症状，身体機能と活動量，ストレスの有無），健康状態（脂肪の減少，筋肉量の減少，浮腫，褥瘡の有無）が高度に標準化されており，主観的に総合的な栄養状態が評価できる。総合評価はA, B, Cの3つに分類され，それぞれAは栄養状態良好，Bは中等度の栄養不良もしくは栄養不良の疑いあり，Cは重度の栄養不良と判定される。SGAは，患者の罹患率と高い相関を示し，他のアセスメント指標とも高い相関を示す。評価方法は複雑で，完成に時間がかかることや，体重減少率の計算が必要なこと等が欠点である。

（3）MNA® のエビデンス
1）MNA® 開発と MNA® Short Form（MNA®-SF）の作成

栄養不良は高齢者の病的状態で，自立性やQOL低下，入院や死亡率の増加と関連している。例えば，BMIが20以下であれば，1年以内の死亡率は50％とされる[13]。高齢者栄養不良は多くの過程がある。栄養状態の臨床評価項目としては，①医療を受けていること，②身体的計測，③臨床データ，④摂食状況，で複雑で時間のかかることであった。したがって，医師以外の健康管理従事者にも，簡単にできて有用なスクリーニング法が必要であった。1994年に開発されたMNA®初版の評価項目は，①身体計測，②総合評価，③食事評価，④自己評価の4項目から構成されていた。現行版のMNA®-SFは約4分で完了できるようにデザインされており，BMIが測定できない場合を考慮し，BMIの代わりにふくらはぎの周囲長（CC）で評価を行うことができるようになった。

MNA®-SFの最高点は14点である。MNA®-SFが11～14点の栄養不良のリスクが高い者では栄養不良患者を91.4％の割合で正しく評価でき，97.7％感度と100％特異度を示した。

2）種々状態でのMNA® の結果と信頼性

2008年早期までの結果がまとめられている[14]。MNA®によって診断された栄養不良の割合と，個々のアセスメントにより栄養不良と診断された割合

病歴（患者が記入）
1．体重（参照－判定1）
　　私の現在の体重は _____ kg で，身長は _____ cm です。
　　1カ月前の体重は _____ kg でした。半年前の体重は _____ kg でした。
　　この2週間に私の体重は：
　　☐ 減った (1)　　☐ 変わらない (0)　　☐ 増えた (0)　　　　　　　　　　　Box 1 ☐
2．食事摂取：普通の状態に比べて，この1カ月間の私の食事の摂り方は：(最大値のみを入れる)
　　☐ 変わらない (0)　　☐ 普段より多い (0)　　☐ 普段より少ない (1)
　　私が今食事しているのは：
　　　　☐ 普通の食事だが量は少ない (1)　　☐ 固形物をほんの少し (2)
　　　　☐ 液体のみ (3)　　　　　　　　　　☐ 栄養サプリメントのみ (1)
　　　　☐ ほとんど何も食べられない (4)　　☐ チューブまたは点滴（経静脈）のみ (0)　Box 2 ☐
3．症状：以下に示す食事摂取を妨げるような問題があり，この2週間十分に食べられない状態が続いています。(あてはまるものを全てチェック)：(全てを加えたスコア)
　　☐ 食事に問題なし (0)
　　☐ 食欲が全くないか，食べたくない (3)
　　☐ 吐き気 (1)　　　　　　　　　　☐ 嘔吐 (3)
　　☐ 便秘 (1)　　　　　　　　　　　☐ 下痢 (3)
　　☐ 口の中の痛み (2)　　　　　　　☐ 口が渇く (1)
　　☐ 味がおかしい，または味がしない (1)　☐ いやな臭いがする (1)
　　☐ 飲み込みに問題あり (2)　　　　☐ すぐに満腹になる (1)
　　☐ 痛み：どこですか？ _____ (3)
　　☐ その他 _____ (1)（例：うつ，歯の問題，嚥下障害など）　Box 3 ☐
4．活動と身体機能：この1カ月の私の活動量は：(最大値のみを入れる)
　　☐ 何の困ったこともなく，普通に動き回ることができた (0)
　　☐ 普段ほどではないが，起きてほぼ普通の活動ができた (1)
　　☐ かなりのことを行うことが難しく感じるが，横になったり座ったりして過ごすのは半日もない (2)
　　☐ ほとんど活動できず，1日中横になったり，座ったりして過ごしている (3)
　　☐ ほとんど横になっていて，寝床からほとんど出ない (3)　　　　　　　Box 4 ☐
　　　　　　　　　　　　　　　　　　　　　　1．－4．の合計点数（スコアA）= ☐

これ以下は医療従事者が記入してください。
5．疾病および栄養学的必要量との関連（参照：判定5）
　　すべての関連する診断名：　　　　　　　　　　　　　　　　　　　　　　　スコアB ☐
6．代謝上の要求量（参照：判定6）
　　☐ ストレスなし (0)　　☐ 低ストレス (1)
　　☐ 中等度ストレス (2)　☐ 高度ストレス (3)　　　　　　　　　　　　　　スコアC ☐
7．身体所見（参照：判定7）(0～3+)　　　　　　　　　　　　　　　　　　　　スコアD ☐

8．総合評価（参照：判定8）　　　　　　　　　　　　　　　　　　　　　　　　SGA- ☐
　・栄養状態良好または改善中（SGA-A）
　・中等度栄養不良または栄養不良が進行中である疑い（SGA-B）
　・重度の栄養不良（SGA-C）
　　　　　　　　　　　　　　　　　　　　　　※スコアの合計（A+B+C+D）= ☐
0　　栄養介入は現時点で必要なし。
2-3　患者教育，再評価を行う。
4-8　栄養士による栄養介入が必要，症状をモニターする。
>9　　重症で，病気の治療，栄養介入が必要。

図1-5Ⓐ　SGA

文献12）より改変引用

判定1
体重の変動は最近1カ月間の変化を優先し、そのデータがなく半年前からの変化が分かるときは、それを用いる。

スコア	0	1	2	3	4
1カ月前からの変化の場合（%）	0-1.9	2-2.9	3-4.9	5-9.9	10 以上
6カ月前からの変化の場合（%）	0-1.9	2-5.9	6-9.9	10-19.9	20 以上

注意点：最近2週間の間に体重減少があった場合には、さらに1点を加える（0-5点）

判定5 疾病とその栄養学必要量との関係（該当項目ごとに1点ずつ加算して合計。0-6点）
　　関連する診断名：悪性腫瘍(1)、 AIDS(1)、呼吸器または心臓悪液質(1)、褥瘡、開放創または瘻孔(1)、外傷(1)、65歳以上の高齢(1)

判定6 代謝上の要求（3つのストレッサー毎に評価して合計する。0-9点）

ストレッサー	なし(0)	低い(1)	中等度(2)	高度(3)
発熱	なし	37-38℃	38-39℃	39℃以上
発熱期間	なし	72時間未満	72時間を超える	
ステロイド投与（プレドニゾロン相当）	なし	<10mg	10-30 mg	30 mg 以上

判定7 身体所見（なし(0)、軽度（1+）、中等度（2+）、重度（3+））（全体的な値を入れる）

脂肪	筋肉	体液（浮腫、褥瘡等）
眼窩脂肪体	側頭部（側頭筋）	皮膚、皮膚緊張（ツルゴール）
上腕三頭筋皮脂厚	肩（三角筋）	かかと
下部肋骨前面	鎖骨（大胸筋と三角筋）	仙骨
	肩甲骨（広背筋、僧帽筋、三角筋）	腹水
	大腿（四頭筋）	
	ふくらはぎ（腓腹筋）	

判定8 総合評価

	A	B	C
カテゴリー	栄養状態良好	中等度栄養不良または栄養不良が進行中の疑い	重症の栄養不良
体重	体重減少なし、または浮腫によらない最近の体重増加	この1カ月で5%以下（または半年で10%以下）の体重減少、または体重が安定しない（現在も減少し続けている）	この1カ月で5%を超える体重減少（または半年で10%を超える）、または体重が安定しない（現在も減少し続けている）
食事摂取量	減少なし、または最近の有意な改善	明らかな摂取量の減少	重度の摂取量の減少
栄養に影響する症状	なし、または十分な摂取を可能とする最近の有意な改善	栄養に影響する症状がある (Box 3)	栄養に影響する症状がある (Box 3)
機能	機能低下なし、または最近の有意な改善	中等度の機能の低下、または最近の機能低下	重度の機能低下、または最近の顕著な機能低下
身体所見	筋肉の減少なし、または慢性的な減少があるが最近改善している	軽度から中等度の皮下脂肪、筋肉量、筋緊張の減少	栄養不良の明らかな徴候（例、重度の皮脂厚減少、浮腫の可能性）

図 1-5 Ⓑ　SGA 判定方法　　　文献12）より改変引用

の結果は正の相関を示した[15]。自由に生活している高齢者では栄養不良は2％と最も低く、加齢に伴って割合は増加した。外来患者では9％が栄養不良で、45％がハイリスクである。栄養不良と評価された高齢者のBMIは低く、エネルギー摂取は不十分、日常生活に介助が必要で、頻回に入院している。

施設入居者では5～70％が栄養不良とされ、調査に幅がある。年齢に関係なく一人暮らしで多く[15]、老人病院で最も多い。入院高齢者では明らかな栄養不良は70％以上に達し、多くの研究でも46％が栄養不良のリスクがある。急性疾患で入院した高齢者では栄養不良の割合は高い。認知機能障害を有していれば栄養不良はさらに多く、明らかな栄養不良は15％で、リスクのある人は44％である。認知症、一人暮らし、入院、感染、急性疾患等が体重低下や機能低下の危険因子とされている[16]。

3）予後や死亡の予知機能とMNA®

MNA®スコアは高齢者の有病率、死亡率、予後を示す指標でもある。MNA®評価実施1年後の死亡率を評価した研究では、栄養不良の48％が1年以内に死亡し、栄養不良リスクのある場合は24％で、栄養状態がよければ、死亡者は0であった[17]。在宅ケアの栄養不良高齢者の3年死亡率は50％で、栄養状態がよい高齢者の2倍である[18]。亜急性疾患患者が入居している施設では、MNA®で栄養不良とされれば入居者の25％が病院へ転院している[19]。別の報告でも、栄養不良のある入院患者では死亡率は18.4％で、良好者では死亡はなかった[20]。平均84.8歳の入院高齢者で、MNA®で評価した栄養不良者の死亡率は38.7％で、良好者は12.5％であり、栄養不良患者の死亡率は1年、2年、3年で50％、65％、80％で、良好者は20％、30％、40％であった[21]。栄養不良では入院期間の延長と死亡率は3倍とする報告もある[22]。さらに、栄養不良患者が入院すると退院時に介護施設に行く割合が、良好者の2.4倍であった。自由に暮らしている高齢者でも、MNA®スコアが高いと栄養関連の健康問題、ケアの必要性、死亡率の割合が高くなる[23,24]。平均年齢93歳の186人を対象とした調査では、MNA®で栄養不良と評価されたときは1年後の死亡率は高かった[25]。

4) MNA® 診断とフォローアップ

　MNA® で栄養不良のリスクが高い高齢者では，明らかな栄養不良者より，体重増加，体重維持，生体機能は良好であった。経口栄養剤やタンパク質食品を与えられた大腿頸部骨折患者では，術後のうつや褥瘡が少なく，入院期間は短かった[26]。MNA®-SF で10以下を示す85歳以上の高齢者で食事指導，経口サプリメント，ビタミンで栄養管理したグループでは，体重を維持し握力は改善したが，介入しなかった場合は3kg低下した[27]。栄養療法を行ったときは補助を必要とする割合が減り，行わなかったときは増加した。認知症患者では栄養状態良好者はいなかったが，栄養教育により，1年後にはエネルギー摂取量は増え，16％が栄養状態良好に改善した[28]。以上より，早期にMNA®でスクリーニングして栄養管理すると栄養状態は改善することを示している。

　以上より，現時点では高齢者の栄養スクリーニング法としてはMNA®がベストと思われる。MNA®-SFスコアが7以下では，重症の栄養不良と評価される。高齢者栄養不良の原因は多くの因子が関与しており，原因を解明することは困難である。MNA®-SFの低スコアは高齢者の栄養不良を示唆し，さらに詳細なアセスメントを行って対応していく必要がある。

3. 臨床栄養管理のエビデンス

(1) 外科患者の栄養状態と予後

　術後の回復を図ることが周術期管理の重要なポイントである。周術期栄養管理のキーポイントとしては，①術前の長期の空腹を避けること，②術後早期に経口摂取を開始すること，③栄養管理を充実させること，④血糖などの代謝管理，⑤ストレス関連タンパク分解・消化機能障害となる原因を減らし，術後はなるべく早期に体を動かすこと，である（表1-1）。

　経腸栄養療法は明らかな栄養不良がみられない患者でも，周術期に7日以上十分に食べることができないときに適応になる。さらに10日間以上にわたって通常の60％以上が摂取できないときに適応があり，タイミングが遅

れないように栄養サポートする必要がある。外科患者で栄養サポートの効果がみられるのは，重症の栄養不良患者で，特に合併症の割合が減少する[29,30]。術前にタンパク質を含む経腸栄養剤を投与した前向き研究では，外科患者は無効とする結果と，

表1-1 周術期栄養管理のキーポイント

・術前の長期の空腹を避けること
・術後早期に経口摂取を開始すること
・栄養管理を充実させること
　　血糖などの代謝管理
　　ストレス関連タンパクの分解抑制
　　消化機能障害を抑制
・術後は早期に体を動かすこと

合併症が著明に低下した結果の両方が報告されている[31,32]。術前に免疫栄養剤を5～7日投与すると，腹部がん術後の合併症，および入院期間が減少したが[33,34]，栄養不良の患者では特に有効であった[35]。重症栄養不良のない消化器がん患者305人に対し，術前あるいは術後に免疫栄養剤を投与したとき，いずれの場合も感染合併症および入院期間の減少がみられ，術前に免疫栄養を投与すると費用効果がみられた[36,37]。しかし，通常の栄養剤の効果は評価されていない。手術が遅れても術前に経腸栄養が必要な条件としては，6カ月で10～15％以上の体重減少，BMIが18.5未満，SGAでCグレード，アルブミン濃度が3g/dL以下（ただし，肝疾患や腎疾患がないとき）の少なくとも1項目がある重症の栄養不良のときである。重篤な栄養不良がなくても，栄養問題が明らかであれば早急に経腸栄養を開始する。

　栄養管理により術後の有病率や死亡率を改善することが後ろ向き研究[38,39]および前向き研究[40,41]で認められている。14日間以上経口摂取が不適当であれば死亡率は高くなる[42]。がんの手術を受けた患者で評価すると，栄養不良により死亡率，入院期間，費用および合併症は増加する[43,44]。栄養不良は基礎疾患，慢性臓器不全等とも関係している[45,46]。高齢患者の栄養状態は術後の有病率や死亡率の増加とともに臓器移植患者の予後にも影響する[47,48]。退院後あるいは緩和ケアの現場では，栄養状態の主な評価項目はQOLの指標でもある[49,50]。

(2) 術前の栄養管理
1) 手術による代謝変化

　適切な栄養管理計画を作るために，手術による代謝変化を十分に理解しておくことが重要である。栄養療法が手術による反応に影響を与えるとともに，周術期の多くの因子が栄養療法の効果に影響を及ぼす。手術によりストレスホルモンや炎症性サイトカインが放出され代謝に影響する。グリコーゲン，脂肪，タンパク質の分解によりグルコース，遊離脂肪酸やアミノ酸が循環血中に放出され，これらは免疫反応や生体機能回復のために利用される。手術のストレスを減らすと脂肪組織や筋タンパク質の分解は少なくなり，早期に合成が促進されることになる。したがって，術後の回復を促進するために，ストレスを軽減して機能の回復を促進することである[51]。このために術前の対応，薬剤，輸液バランス，麻酔，術後覚醒，術前後の栄養，術後の活動などを工夫することが必要である。特に，重症の栄養不良は予後に影響する[52]。術前12時間にわたって空腹のときは，合併症を起こさない場合でも回復が遅れる[53]。さらに，食事や経腸栄養の代謝を改善するために，消化機能を回復させる治療が必要である[51]。

2) 血糖管理

　術後のインスリンによる血糖管理は特に重要と考えられる。術後の高血糖をインスリンでコントロールすると，有病率や死亡率は約半分に低下することから，代謝調節は術後の合併症を減らすために非常に重要であることが大規模研究で明らかになった(図1-6)[54]。インスリン抵抗性は術後出現するが，その程度は手術の大きさや敗血症などの合併症によって異なる。インスリン抵抗性は合併症のない中等度の手術でも2～3週間続き，術前状態への回復に影響を与える。入院期間に影響する因子としては，手術形式，周術期の失血，術後のインスリン抵抗性の3つが重要である。インスリン抵抗性を軽減させる方法としては，疼痛管理[55]，局部麻酔薬等による持続的な疼痛管理[56]，術前12時間および2～4時間の炭水化物投与などがある[53]。

　術前の炭水化物投与や痛みのコントロールにより，大腸手術患者でインスリン抵抗性および窒素喪失が軽減した[57]。大腸疾患術前に低浸透圧で12.5％

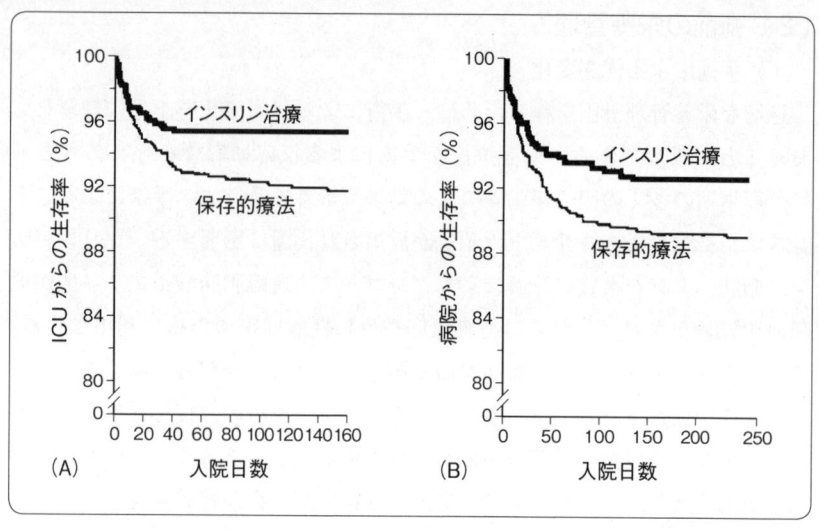

図1-6 ICUでインスリンによる血糖管理を受けた患者と受けなかった患者の生存率
インスリンによる血糖管理を受けた患者の生存率が改善した。

文献54)より改変引用

炭水化物の経口投与により術後のインスリン抵抗性は抑制され，筋肉量は保護され，術後1カ月の筋力も改善した（図1-7）[58-60]。さらに，経口炭水化物摂取は術前の状態も改善する[61]。術前炭水化物投与を行った胆嚢腹腔鏡切除術患者では術後の悪心や嘔吐は少なくなったが，対照との間に有意差はなかった[62]。

3）水分管理

術後イレウスも問題であり，鎮痛剤投与や，体液アンバランスによると考えられる。術後に体を動かさないと消化管の炎症が起こりやすいので，なるべく体を動かせるように負担の少ない手術をすることが重要である[63]。術前12時間は空腹にするより水分を経口投与したほうがよい。水分を経口投与しても誤嚥や逆流が増えることはなく，胃から直ちに排出される。したがって，術前2時間までの水分摂取は可能としている[64]。緊急手術では胃排出が遅れることがあるが，それでも誤嚥，逆流，有病率や死亡率が増加することはない。従来，大規模の胃腸切除術では術中および術後に大量の輸液を投与

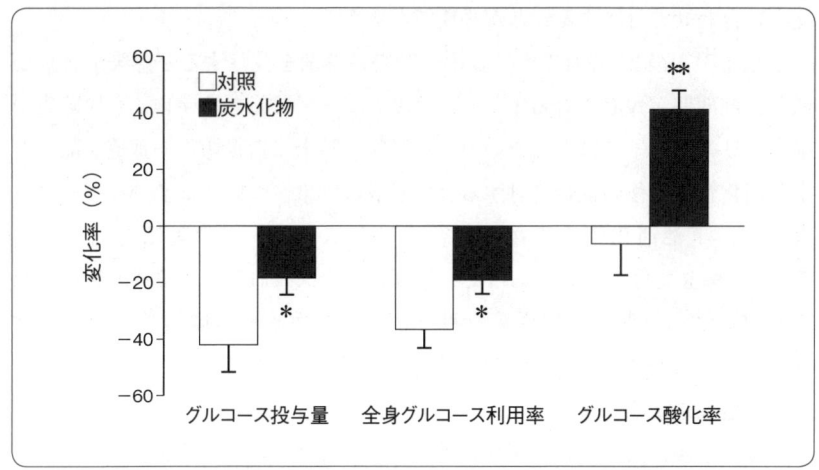

図1-7　術前の炭水化物投与によるインスリン抵抗性改善

文献59）より改変引用

していた。過剰の輸液による数kgの体重増加と浮腫が術後イレウスや胃排出遅延の原因になると考えられる[65]。輸液量を食塩や水分バランスが維持できる最小限に制限すると，胃排出や腸管運動は速やかに回復し，経口摂取も可能になり，回復も早くなる。痛みに対するオピオイドの影響も鎮静剤を用いることによって最小限にすることが可能である[51]。

(3) 術後の栄養管理

1) 開始時期

　経口摂取は術後直ちに開始することもあるが，胆嚢摘出術や大腸切除術後患者では食道胃圧迫のために経口摂取が遅れることが多い[66]。上部消化管がんに対する手術直後の経口摂取の効果は不明であるが，術後1日あるいは2日目に食事や経腸栄養を投与しても，縫合不全を起こさないとされる[66,67]。開腹術に比して，腹腔鏡大腸切除術後では早期に腸蠕動が始まる。しかし，経口摂取の開始を遅らせると腹腔鏡手術と開腹大腸切除術の間で回復に差はみられない[68]。したがって，経口摂取の開始時期は消化管機能や個人の耐応

能力に合わせて対応することが必要である[69,70]。

消化器手術後24時間以内に食事や経腸栄養剤を投与すると感染症合併が減り入院期間が短縮される[67,71]。早期にチューブ栄養を投与しても胃障害や肺炎のリスク因子にはならない[72]。胃切除，膵十二指腸切除，食道切除など上部消化管手術後の縫合に対する経口摂取の効果については十分なデータはないが，下部消化管手術後の縫合に対してチューブ栄養は有効とされる[73-75]。栄養状態が正常であっても外傷患者では敗血症や多臓器障害のリスクが高いが，早期に経腸栄養を投与すれば敗血症や多臓器障害が減少する[76]。24時間以内に開始すれば多臓器障害はさらに減少する[77]。

2）経腸栄養の効果

術後の予後に及ぼす経腸栄養の効果に関しては，いろいろな条件で評価されている[29,30,32,73,74]。前向き研究を評価すると，経腸栄養は感染症などの合併症を減らし，入院期間の短縮や，費用抑制に有効とする報告は約3/4あり，約1/4は無効としている[73,78]。しかし，経腸栄養は入院期間を延長し，腹部膨張のために食道あるいは膵臓切除後の肺機能低下を起こし，膵臓手術後の入院期間の延長と胃排出遅延を起こす[79]などのために有効ではないとする報告もある。この理由としては早すぎる時期に速いスピードで投与されたためと考えられる。中心静脈栄養に比して早期の経腸栄養は栄養不良の消化器がん患者の術後感染を低下させるが，栄養状態がよい患者では効果ははっきりしないことも指摘されている[80]。

RCT研究のうち2/3は，経腸栄養は窒素バランスや代謝機能改善を示し，1/3は，早期経腸栄養の効果と病院食の効果との間に差はなかった[81]。術後に経腸栄養を行った肝障害患者では腸管のバリアー機能が守られた（表1-2)[82]。外科と内科で静脈栄養と経腸栄養を比較したところ，経腸栄養で感染が減り入院期間が短縮されたが，死亡率に差はみられなかった[83,84]。一晩経鼻栄養を行った低栄養患者では，リハビリの時間や術後の入院期間が短縮された。チューブ栄養を行った研究では，術後6カ月の死亡率は低下を示した[85]。経口栄養を1日1回投与すると6カ月目の合併症や死亡率が減り，予後は著明に改善した。

表1-2　術後経腸栄養管理による腸管バリアー機能の保護効果（尿中ラクチュロース/マニトール比の変化）

	術前1日	術後5日	術後10日
対照（$n=30$）	0.028 ± 0.004	0.037 ± 0.017	0.031 ± 0.010
中心静脈栄養（$n=40$）	0.027 ± 0.003	0.038 ± 0.009	0.030 ± 0.006
経腸栄養（$n=65$）	0.026 ± 0.004	0.030 ± 0.004	0.027 ± 0.005

ラクチュロースとマニトールを経口投与し，尿中のラクチュロース/マニトール比を評価した．ラクチュロース/マニトール比が増加すれば，吸収されにくいラクチュロースが腸管バリアー障害のために吸収されたことを示す．　　　　　　　　文献82）より改変引用

3）経腸栄養の方法

　腹部手術後の腸瘻造設はよく行われ，開腹でも腹腔鏡を用いる方法でもいずれも危険性がほとんどないとされている．経腸栄養を速いスピードで注入すると小腸の虚血を起こすので[86,87]，消化管機能が傷害されている患者では注意深いモニターが必要である．一般的に経腸栄養を十分投与できるようになるためには，術後5〜7日の経過が必要とされる[88]．経皮内視鏡的胃瘻造設術（percutaneous endoscopic gastrostomy：PEG）は，腹部手術では適応にならないが，重症頭部外傷や神経外科患者などに対して長期に投与する方法として用いられる．食道がんによる上部消化管狭窄に対して放射線化学療法と術前PEG造設を組み合わせるかは医師が判断する．PEG造設のガイドラインとしては，2〜3週間以上の経腸栄養が必要な場合に行う[89]．しかし，嚥下障害のある脳卒中患者では早期のPEG造設は行わない[90]．

4）免疫栄養療法

　免疫栄養療法を一般外科と外傷患者に用いると術後の合併症が減少し入院期間が短縮した（図1-8〜10）[91]．術後に免疫栄養を用いると栄養不良の有無にかかわらず消化器がん患者でも有効であった[34-36]．胃がんのために胃切除術を行った患者では早期に免疫栄養を投与すると，創傷治癒の遅延や縫合不全はなく，感染症は著明に減少した[92]．免疫栄養の適応としては，アルブミン濃度が3.5 g/dL以下の中等度から重症の栄養不良を示す上部消化管手術患者，アルブミン濃度が2.8 g/dL以下の重症の栄養不良の下部消化管手術患者

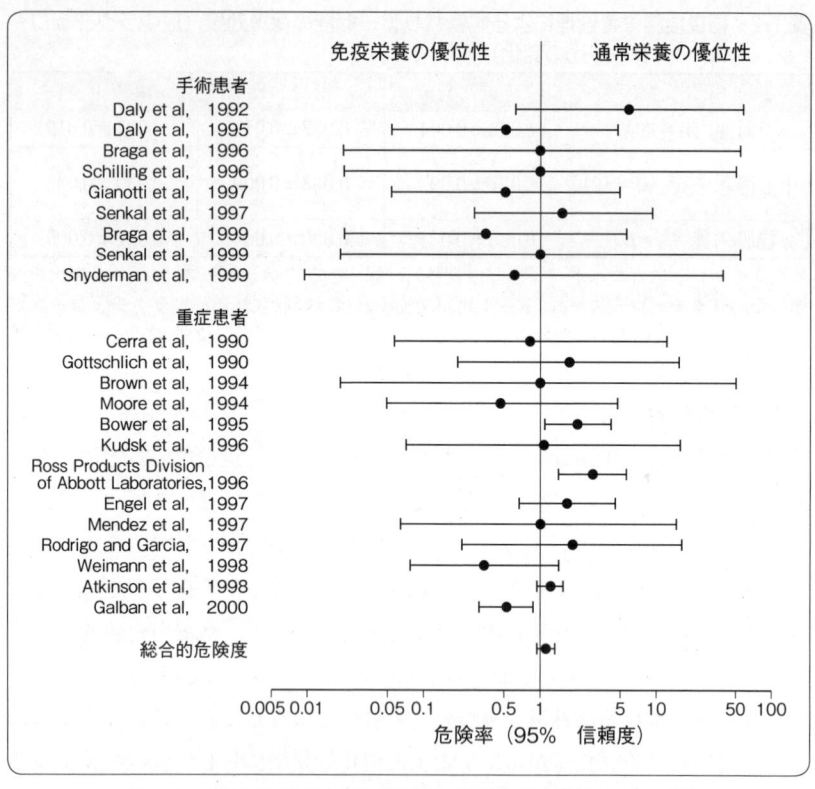

図1-8 死亡率に及ぼす免疫栄養の効果（22研究のまとめ）

文献91）より改変引用

が考えられている。グルタミン強化の経腸栄養が重症患者，特に重症外傷や熱傷で有効とされているが[93,94]，頸部・腹部がん手術後患者のデータはほとんどない。食物繊維や乳酸菌を含むシンビオティクス含有経腸栄養を胃や膵臓切除などの腹部手術の患者に用いると，感染が著明に少なくなるが，乳酸菌は生菌でも死菌でも差はなかった[95]。脳外傷患者にグルタミンやプロビオティクス含有製品を用いると，感染症やICU滞在期間は著明に短縮した[96]。

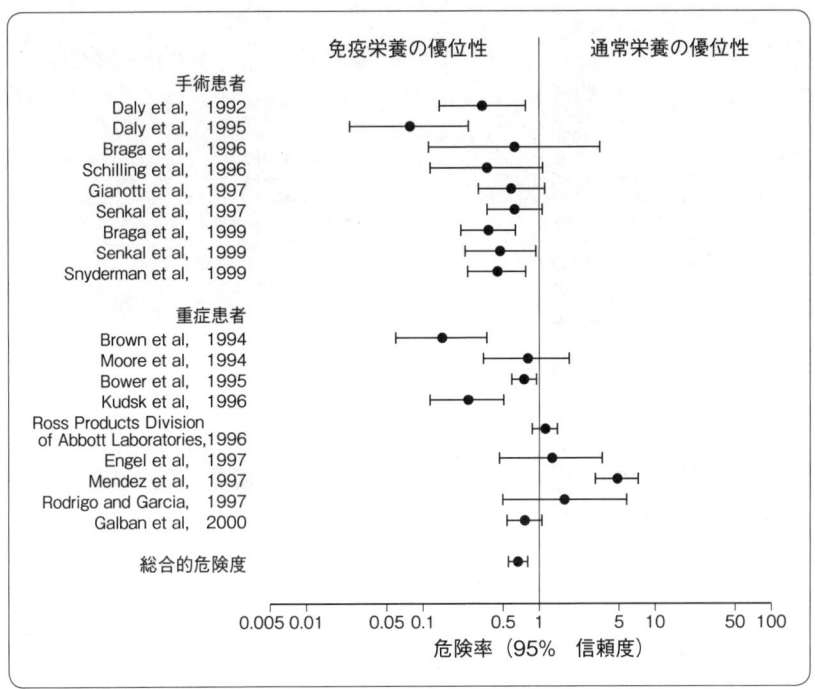

図 1-9 感染症合併率に及ぼす免疫栄養の効果（18 研究のまとめ）
文献 91）より改変引用

（4）退院後の栄養管理

　術後および退院後の経口栄養剤の効果について種々評価されている[32,97]。通常の経腸栄養投与により予後は改善するが，栄養を食事から十分に摂取することができない患者の栄養状態改善，合併症予防，QOL 保持に有効とされる。このことから，大腸や胃切除など消化管手術や骨折の高齢者に対して，退院後に経腸栄養が活用される[38]。高齢者では栄養摂取のコンプライアンスは低いが，経腸栄養を活用することにより，より多くのエネルギー摂取が可能になる。

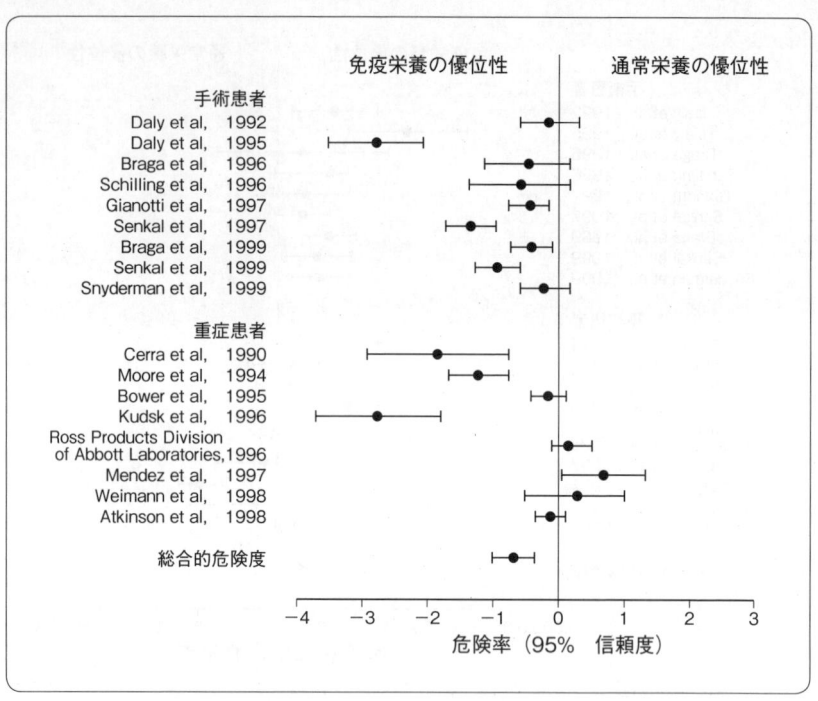

図1-10 入院期間に及ぼす免疫栄養の効果（17研究のまとめ）

文献91）より改変引用

（5）臨床栄養管理とQOL

　健康関連QOLには多くの因子が関与しており，疾患や精神的・生理的・社会的因子などがある．臨床栄養管理は，栄養状態がよい人は悪い人よりQOLや予後がよいことから重要とされる．さらに，栄養療法が合併症，入院期間，免疫機能，体組成，QOLの改善に有効であることがよく知られている．しかし，経腸栄養や静脈栄養が患者に投与され，合併症が生じているにもかかわらず，QOL改善として結論づけている報告もある．このように，生理機能，認知機能，精神的健康，社会性などを評価する疾患特異的なQOL評価は，患者に対する必要性や意義を評価するべきであるが，できていない研究もある．QOLを指標とした臨床研究は少なく，小規模研究があ

るだけである。疾患を有する高齢者に 400 mL の流動食経口摂取を 6 週間行うと，6 カ月目の QOL は著明に改善した[98]。同様に，3 カ月間の経口摂取は筋肉機能を改善し，消化器悪性疾患患者の QOL は改善した[99]。最近のレビューでは，個々の栄養カウンセリングおよび栄養療法が疾患の治療および緩和に有効で，QOL が改善することが示されている[100,101]。

4. 栄養指導の効果

がんによる栄養不良は多くの原因で起こり，予後不良因子である[102,103]。栄養不良は特に消化器がんでみられ，放射線療法でさらに悪化する[104]。放射線療法による食欲不振，悪心，嘔吐，下痢などの障害はよくみられ，栄養状態と機能が障害され，QOL は低下する[105,106]。QOL は生活機能，精神・社会的問題，健康感や治療など多くの因子が関与している。経口摂取により栄養指標や病的状態は改善され，QOL も改善する[107,108]。

放射線障害や栄養不良の症状についてはこれまでも論じられてきたが，患者の予後を改善する適切な経口栄養サポートの意義については十分に評価されているとは言えない。放射線療法による体重減少は早期からみられる栄養状態悪化の所見であり，50 グレイを 6 週間，腹部や骨盤に当てると体重は 3.4 kg 低下し，59％の患者で 10％の体重が低下する[109]。放射線療法による障害の強さや広がりは，腫瘍組織，大きさ，照射領域，回復能，化学療法の種類によって異なるが，増殖能が強い消化器がん患者では特に強度な急性放射線障害がみられる。この栄養状態の低下は，食欲不振，悪心，嘔吐，下痢などの吸収不良症候群により起こることが多い。患者の疾患や治療に対する期待・満足度を解析する QOL 評価は，最もレベルの高い指標と考えられる[110]。運動機能の制限，認知機能の変化，精神的ストレス，QOL の指標は身体的および精神的健康度を反映している[111]。これらが栄養状態に影響を与え，また栄養状態がこれらに影響を与えるため，栄養不良と QOL の関係は必ずしも明らかではない[112]。もちろん栄養状態はがん患者 QOL の最も重要な因子と結論している報告もある[108]。通常の臨床管理は自由摂取を基本

としているが,生体機能,臨床症状,QOLや予後と,食事内容や経口栄養との関係を調査した研究はほとんどない[113]。

放射線治療を受ける111名の大腸がん患者を,①栄養指導群,②食事に加えて高タンパク質経腸栄養剤を毎日2缶投与するタンパク質投与群,および,③栄養指導もタンパク質投与も行わない対照群に分け,放射線障害に及ぼす栄養効果に関する調査を行った興味深い研究結果が報告されている[114]。本研究では,栄養状態が低下した患者は栄養指導群で18%,タンパク質投与群で50%,対照群では90%以上であった。放射線療法終了時のエネルギー摂取は栄養指導群が最も多く,タンパク質投与群は少し多く,対照群では

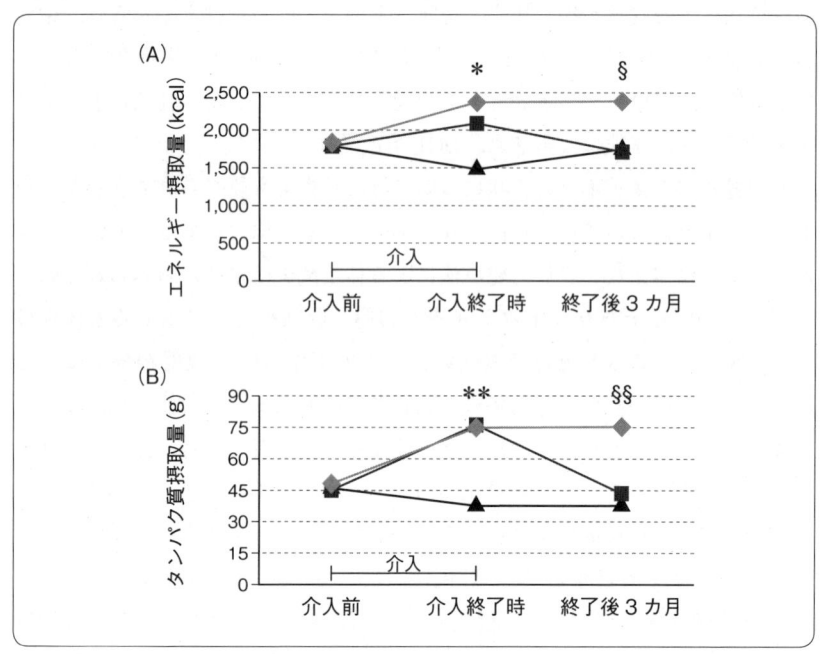

図1-11　放射線療法を受けた大腸がん患者に対する栄養指導の効果
A:エネルギー摂取量,B:タンパク質摂取量(g),◆:G1(通常食を用いた栄養指導),■:G2(サプリメントによる栄養補給),▲:G3(自由摂取)。
エネルギー:＊ G1＞G2＞G3 ($P=0.002$),§ G1＞G2＝G3 ($P=0.001$)。
タンパク質:＊＊ G1＝G2＞G3 ($P=0.006$),§§ G1＞G2＝G3 ($P=0.001$)。

低下した。栄養指導群およびタンパク質投与群ではタンパク質摂取量も回復した。術後3カ月では,その効果は栄養指導群では3カ月続いたが,他の2グループではエネルギーおよびタンパク質摂取量ともに低下した(図1-11)。すなわち,通常食を用いる食事指導が,栄養摂取,栄養状態,QOL改善,放射線療法による問題の軽減に最も有効であった。さらに放射線療法終了時および3カ月後は,栄養指導群は食事摂取,栄養状態とともにQOLも著明に改善した。タンパク質投与群は評価した6機能スコアのうち3項目が改善し,経腸栄養剤投与を中止するとほとんどの機能は悪化した。対照群では機能スコアは悪化し,栄養摂取や栄養状態を反映して倦怠感がみられた。このように,タンパク質や高エネルギーサプリメントによる栄養補給ではなく,通常の食事が放射線療法時の消化機能障害や他の症状を改善する鍵としている。その理由として,食事は腸管蠕動,酵素分泌,吸収能などの腸管機能を保持し[115],放射線障害の主な原因と考えられる腸管細菌も改善することが考えられる[116]。

5. 経済的意義

(1) 栄養療法の経済的効果に関するエビデンス

近年の健康ケアに対する医療費抑制の意義を考えると,医療研究の経済的意義を評価することが重要である。栄養不良患者では医療費が高いと考えられるが,実際に栄養不良に関連した費用は非常に高額になっている[117]。さらに,栄養不良が改善しても合併症のために栄養管理によって臨床症状が改善したとは評価されず,栄養管理は医療経済的にメリットはないと評価されることもある。栄養管理に関して特別にトレーニングされた医師,薬剤師,栄養士,看護師を含む栄養サポートチームでさえ,経済的メリットは少ないと考えられているところもある[118]。健康ケアに関する研究費は増えているが,栄養管理の経済的意義については十分に評価されていない。臨床栄養分野からの栄養療法に関するエビデンスやガイドライン提示は増えているが,経済的効果に関する研究は少ない[119]。適切に栄養不良をスクリーニングし

栄養管理すれば，経済的効果を示すとする前向き研究はほとんどない。栄養不良患者に簡単な質問をした研究では，栄養管理を行うと栄養不良患者の入院期間が短縮して，費用が節約されている[120]。同様に，入院患者すべてをスクリーニングし，栄養不良患者に適切な栄養管理を行うことは，経済的に有効であるとしている[121]。

Russell らは，英国における病院と地域での経口摂取の経済的効果について報告している[117,122]。脳卒中の高齢者や腹部外科および整形外科患者に対する経口投与は経済的効果を示した。経口摂取では 849 ポンド経済的で，合併症があれば 298 ポンドの経済的効果を示した。入院前に短期間経口摂取すると，費用は著明に節約できた。術前に免疫栄養を投与すると経費節約効果がみられ，医療費は従来の 6,249 ポンドに比して 2,985 ポンドに抑えられた[123]。褥瘡の危険がある入院高齢患者に対して経口摂取させると，5 ポンドから 460 ポンドの節約ができた[124]。一方，栄養不良に対する地域での栄養サポートは経済的効果が少ないとしている[122]。同様に，AIDS 患者に対しては，カウンセリング，栄養療法，長期の栄養指導を含む栄養療法は，薬物治療より経済的効果を示し，長期の栄養指導を含む栄養療法は最も有効とされた[125]。

長年にわたって QOL の指標として QOL が保たれた生活年（QALY）が用いられてきた。Dalziel と Segal による経済的効果についての総説論文では，肥満・糖尿病予防と生活習慣に対する栄養療法に関する 10 件の研究で，QALY 当たりのコストを示している[126]。消耗性疾患研究では，経済的効果は一定ではなかった。しかし，高齢者に対してスクリーニングを行い，栄養不良を対象として経口栄養剤を投与すると非常に良好な経済効果を示した[127]。一方，高齢者に対してマルチビタミンやマルチミネラルのサプリメントを投与しても有効性はほとんどみられなかった[128]。Green の栄養療法の経済効果に関する総説論文では，栄養療法の費用，栄養製品の値段や経済効果より医療費の節約効果に焦点を当てている[129]。Pritchard らは，静脈栄養より経腸栄養が，また対照より免疫栄養が経済的に優れているとしているが，大きな視点での経済効果や長期予後に対する効果は示していない[130]。

（2）栄養不良のスクリーニングと経済的効果

栄養不良は，疾患から回復するための障害になる。栄養不良はまた術後の合併症，入院期間の延長や死亡率とも関係している[131, 132]。疾患と関連した栄養不良は予後や回復に影響し，管理や経済的負担になる。しかし，適切なスクリーニングや栄養サポートの費用節約効果に関する前向き研究はほとんどなく，実際の経済的効果については不明である。

2001年にオランダ栄養士会により行われた56病院，6,150人の入院患者を対象にした栄養不良のスクリーニング研究では，約25％が栄養不良とされたが，このうちの47％しか医療スタッフから栄養不良と認識されていなかった[133]。早期に栄養不良を診断するために，SNAQが開発された。この方法では5分もかからずに入院時に看護師が栄養不良のスクリーニングを行うことが可能である。入院患者の栄養不良の早期発見および治療について，従来法とSNAQの利用効果について検討された[134]。297人の入院患者に対して入院時に栄養不良のスクリーニングを実施して標準的な栄養管理を行い，291人は通常の医療管理を受け，体重変化，経口栄養剤使用，チューブ栄養，静脈栄養，間食，栄養士による栄養指導，入院期間について評価された。その結果，栄養不良の診断は入院時にSNAQ栄養不良スクリーニングを用いることによって50％から80％へ改善した。標準的栄養管理プロトコールとして600 kcalのエネルギーとタンパク質12 gを加えると，入院期間は短縮した[18]。1日短縮するために必要とする栄養スクリーニングや治療の費用は76ポンド（91ドル）であった。このように，SNAQを用いたスクリーニングにより栄養不良の診断効率は改善し，適切な栄養療法を早期に開始することができるようになり，経済的効果が認められた。

文　献

1) Deutz N.E.P., Koletzko B. and Pichard C.：New legal regulations for clinical trials: an opportunity for the future of clinical nutrition research. Clin Nutr 2007；26；510-513.
2) Grimes D.A. and Schulz K.F.：Surrogate end points in clinical research:

hazardous to your health. Obstet Gynecol 2005 ; 105 ; 1114-1118.
3) Koretz R.L. : Death, morbidity and economics are the only end points for trials. Proc Nutr Soc 2005 ; 64 ; 277-284.
4) Genton L., van Gemert W., Pichard C. et al. : Physiological functions should be considered as true end points of nutritional intervention studies. Proc Nutr Soc 2005 ; 64 ; 285-296.
5) Darmon P., Lochs H. and Pichard C. : Economic impact and quality of life as endpoints of nutritional therapy. Curr Opin Clin Nutr Metab Care 2008 ; 11(4) ; 452-458.
6) Kondrup J., Allison S. P., Elia M. et al. : ESPEN guidelines for nutrition screening 2002. Clin Nutr 2003 ; 22(4) ; 415-421.
7) Vellas B., Guigoz Y., Garry P.J. et al. : The Mini Nutritional Assessment® (MNA®) and its use in grading the nutritional state of elderly patients. Nutrition 1999 ; 15 ; 116-122.
8) Correia M.I. and Waltzberg D.L. : Hospital malnutrition: is a disease or lack of food? Clin Nutr 2003 ; 22(3) ; 219-220.
9) Vellas B., Villars H., Abellan G. et al. : Overview of the MNA®-Its history and challenges. J Nutr Health Aging 2006 ; 10(6) ; 456-465.
10) Gazzotti C., Arnaud-Battandier F., Parello M. et al. : Prevention of malnutrition in older people during and after hospitalisation: results from a randomised controlled clinical trial. Age Ageing 2003 ; 32(3) ; 321-325.
11) Guigoz Y., Lauque S. and Vellas B.J. : Identifying the elderly at risk for malnutrition. The Mini Nutritional Assessment®. Clin Geriatr Med 2002 ; 18(4) ; 737-757.
12) Bauer J., Capra S. and Ferguson M. : Use of the scored Patient-Generated Subjective Global Assessment (PG-SGA) as a nutrition assessment tool in patients with cancer. Eur J Clin Nutr 2002 ; 56(8) ; 779-785.
13) Flodin L., Svensson S. and Cederholm T. : Body mass index as a predictor of 1-year mortality in geriatric patients. Clin Nutr 2000 ; 19(2) ; 121-125.
14) Bauer J.M., Kaiser M.J., Anthony P. et al. : The mini nutritional assessment® - its history, today's practice, and future perspectives. Nutr Clin Pract 2008 ; 23 ; 388-396.
15) Guigoz Y. : The Mini Nutritional Assessment® (MNA®): review of the literature—what does it tell us? J Nutr Health Aging 2006 ; 6 ; 466-487.
16) Guerin O., Andrieu S., Schneider S.M., et al. : Different modes of weight loss

in Alzheimer disease: a prospective study of 395 patients. Am J Clin Nutr 2005 ; 82 ; 435-441.
17) Guigoz Y., Vellas B. and Garry P.J. : Assessing the nutritional status of the elderly: The Mini Nutritional Assessment as part of the geriatric evaluation. Nutr Rev 1996 ; 54(1 Pt 2) ; S59-S65.
18) Saletti A., Johansson L., Yifter-Lindgren E. et al. : Nutritional status and a 3-year follow-up in elderly receiving support at home. Gerontology 2005 ; 51 ; 192-198.
19) Thomas D.R., Zdrowski C.D., Wilson M.M. et al. : Malnutrition in subacute care. Am J Clin Nutr 2002 ; 75 ; 308-313.
20) Gazzotti C., Albert A., Pepinster A. et al. : Clinical usefulness of the Mini Nutritional Assessment® (MNA®) scale in geriatric medicine. J Nutr Health Aging 2000 ; 3 ; 176-181.
21) Donini L.M., Savina C., Rosano A. et al. : MNA® predictive value in the follow up of geriatric patients. J Nutr Health Aging 2003 ; 5 ; 282-293.
22) Van Nes M.C., Herrmann F.R., Gold G. et al. : Does the mini nutritional assessment® predict hospitalization outcomes in older people? Age Aging 2001 ; 30 ; 221-226.
23) Izawa S., Kuzuya M., Okada K. et al. : The nutritional status of frail elderly with care needs according to the mini-nutritional assessment®. Clin Nutr 2006 ; 25(6) ; 962-967.
24) Beck A.M., Ovesen L. and Osler M. : The "Mini Nutritional Assessment®" (MNA®) and the "Determine your Nutritional Health" checklist (NSI checklist) as predictors of morbidity and mortality in an elderly Danish population. Br J Nutr 1999 ; 81 ; 31-36.
25) Formiga F., Ferrer A., Mascaró J. et al. : Predictive items of one-year mortality in nonagenarians. The NonaSantfeliu Study. Aging Clin Exp Res 2007 ; 19(4) ; 265-268.
26) Olofsson B., Stenvall M., Lundström M. et al. : Malnutrition in hip fracture patients: an intervention study. J Clin Nurs 2007 ; 16(11) ; 2027-2038.
27) Persson M., Hytter-Landahl A., Brismar K. et al. : Nutritional supplementation and dietary advice in geriatric patients at risk of malnutrition. Clin Nutr 2007 ; 26(2) ; 216-224.
28) Suominen M.H., Kivisto S.M. and Pitkälä K.H. : The effects of nutrition education on professionals' practice and on the nutrition of aged residents

in dementia wards. Eur J Clin Nutr 2007 ; 61(10) ; 1226-1232.
29) Shukla H.S., Rao R.R., Banu N. et al. : Enteral hyperalimentation in malnourished surgical patients. Indian J Med Res 1984 ; 80 ; 339-346.
30) Meyenfeldt von M., Meijerink W., Roufflart M. et al. : Perioperative nutritional support: a randomized clinical trial. Clin Nutr 1992 ; 11 ; 180-186.
31) MacFie J. : European round table: the use of immunonutrients in the critically ill. Clin Nutr 2004 ; 23(6) ; 1426-1429.
32) Smedley F., Bowling T., James M. et al. : Randomized clinical trial of the effects of preoperative and postoperative oral nutritional supplements on clinical course and cost of care. Br J Surg 2004 ; 91(8) ; 983-990.
33) Tepaske R., Velthuis H., Oudemans-van Straaten H.M. et al. : Effect of preoperative oral immune-enhancing nutritional supplement on patients at high risk of infection after cardiac surgery: a randomised placebo-controlled trial. Lancet 2001 ; 358(9283) ; 696-701.
34) Braga M., Gianotti L., Vignali A. et al. : Preoperative oral arginine and n-3 fatty acid supplementation improves the immunometabolic host response and outcome after colorectal resection for cancer. Surgery 2002 ; 132(5) ; 805-814.
35) Braga M., Gianotti L., Nespoli L. et al. : Nutritional approach in malnourished surgical patients: a prospective randomized study. Arch Surg 2002 ; 137(2) ; 174-180.
36) Gianotti L., Braga M., Nespoli L. et al. : A randomized controlled trial of preoperative oral supplementation with a specialized diet in patients ESPEN Guidelines on Enteral Nutrition 241 with gastrointestinal cancer. Gastroenterology 2002 ; 122(7) ; 1763-1770.
37) Braga M. and Gianotti L. : Preoperative immunonutrition: costbenefit analysis. J Parenter Enteral Nutr 2005 ; 29(Suppl. 1) ; S57-S61.
38) Koval K.J., Maurer S.G., Su E.T. et al. : The effects of nutritional status on outcome after hip fracture. J Orthop Trauma 1999 ; 13(3) ; 164-169.
39) Klein J.D., Hey L.A., Yu C.S. et al. : Perioperative nutrition and postoperative complications in patients undergoing spinal surgery. Spine 1996 ; 21(22) ; 2676-2682.
40) Jagoe R.T., Goodship T.H., and Gibson G.J. : The influence of nutritional status on complications after operations for lung cancer. Ann Thorac Surg 2001 ; 71(3) ; 936-943.
41) Malone D.L., Genuit T., Tracy J.K., et al. : Surgical site infections: reanalysis

of risk factors. J Surg Res 2002 ; 103(1) ; 89-95.
42) Sandstrom R., Drott C., Hyltander A. et al. : The effect of postoperative intravenous feeding (TPN) on outcome following major surgery evaluated in a randomized study. Ann Surg 1993 ; 217(2) ; 185-195.
43) Correia M.I., Caiaffa W.T., da Silva A.L. : Risk factors for malnutrition in patients undergoing gastroenterological and hernia surgery: an analysis of 374 patients. Nutr Hosp 2001 ; 16(2) ; 59-64.
44) Bozzetti F., Gianotti L., Braga M. et al. : Postoperative complications in gastrointestinal cancer patients: the joint role of the nutritional status and the nutritional support. Clin Nutr 2007 ; 26(6) ; 698-709.
45) Takagi K., Yamamori H., Morishima Y. et al. : Preoperative immunosuppression: its relationship with high morbidity and mortality in patients receiving thoracic esophagectomy. Nutrition 2001 ; 17(1) ; 13-17.
46) Padillo F.J., Andicoberry B., Muntane J. et al. : Factors predicting nutritional derangements in patients with obstructive jaundice: multivariate analysis. World J Surg 2001 ; 25(4) ; 413-418.
47) Roggero P., Cataliotti E., Ulla L. et al. : Factors influencing malnutrition in children waiting for liver transplants. Am J Clin Nutr 1997 ; 65(6) ; 1852-1857.
48) Schwebel C., Pin I., Barnoud D. et al. : Prevalence and consequences of nutritional depletion in lung transplant candidates. Eur Respir J 2000 ; 16(6) ; 1050-1055.
49) Mochizuki H, Togo S, Tanaka K, et al. : Early enteral nutrition after hepatectomy to prevent postoperative infection. Hepatogastroenterology 2000 ; 47(35) ; 1407-1410.
50) Neumayer L.A., Smout R.J., Horn H.G. et al. : Early and sufficient feeding reduces length of stay and charges in surgical patients. J Surg Res 2001 ; 95(1) ; 73-77.
51) Fearon K.C., Ljungqvist O., Von Meyenfeldt M. et al. : Enhanced recovery after surgery: a consensus review of clinical care for patients undergoing colonic resection. Clin Nutr 2005 ; 24(3) ; 466-477.
52) van Bokhorst-de van der Schueren M.A., van Leeuwen P.A., Sauerwein H.P. et al. : Assessment of malnutrition parameters in head and neck cancer and their relation to postoperative complications. Head Neck 1997 ; 19(5) ; 419-425.

53) Ljungqvist O., Nygren J. and Thorell A. : Modulation of postoperative insulin resistance by pre-operative carbohydrate loading. Proc Nutr Soc 2002 ; 61(3) ; 329-336.
54) van den B.G., Wouters P., Weekers F. et al. : Intensive insulin therapy in the critically ill patients. N Engl J Med 2001 ; 345(19) ; 1359-1367.
55) Greisen J., Juhl C.B., Grofte T. et al. : Acute pain induces insulin resistance in humans. Anesthesiology 2001 ; 95(3) ; 578-584.
56) Uchida I., Asoh T., Shirasaka C. et al. : Effect of epidural analgesia on postoperative insulin resistance as evaluated by insulin clamp technique. Br J Surg 1988 ; 75(6) ; 557-562.
57) Soop M., Carlson G.L., Hopkinson J. et al. : Randomized clinical trial of the effects of immediate enteral nutrition on metabolic responses to major colorectal surgery in an enhanced recovery protocol. Br J Surg 2004 ; 91(9) ; 1138-1145.
58) Yuill K.A., Richardson R.A., Davidson H.I. et al. : The administration of an oral carbohydrate-containing fluid prior to major elective upper-gastrointestinal surgery preserves skeletal muscle mass postoperatively - a randomized clinical trial. Clin Nutr 2005 ; 24(1) ; 32-37.
59) Soop M., Nygren J., Myrenfors P. et al. : Preoperative oral carbohydrate treatment attenuates immediate postoperative insulin resistance. Am J Physiol Endocrinol Metab 2001 ; 280(4) ; E576-E583.
60) Henriksen M.G., Hessov I., Dela F. et al. : Effects of preoperative oral carbohydrates and peptides on postoperative endocrine response, mobilization, nutrition and muscle function in abdominal surgery. Acta Anaesthesiol Scand 2003 ; 47(2) ; 191-199.
61) Hausel J., Nygren J., Lagerkranser M. et al. : A carbohydraterich drink reduces preoperative discomfort in elective surgery patients. Anesth Analg 2001 ; 93(5) ; 1344-1350.
62) Hausel J., Nygren J., Thorell A. et al. : Randomized clinical trial of the effects of oral preoperative carbohydrates on postoperative nausea and vomiting after laparoscopic cholecystectomy. Br J Surg 2005 ; 92(4) ; 415-421.
63) Schwarz N.T., Kalff J.C., Turler A. et al. : Selective jejunal manipulation causes postoperative pan-enteric inflammation and dysmotility. Gastroenterology 2004 ; 126(1) ; 159-169.

64) Spies C.D., Breuer J.P., Gust R. et al. : Preoperative fasting, an update. Anaesthesist 2003 ; 52(11) ; 1039-1045.
65) Lobo D.N., Bostock K.A., Neal K.R. et al. : Effect of salt and water balance on recovery of gastrointestinal function after elective colonic resection: a randomised controlled trial. Lancet 2002 ; 359(9320) ; 1812-1818.
66) Feo C.V., Romanini B., Sortini D. et al. : Early oral feeding after colorectal resection: a randomized controlled study. ANZ J Surg 2004 ; 74(5) ; 298-301.
67) Lewis S.J., Egger M., Sylvester P.A. et al. : Early enteral feeding versus "nil by mouth" after gastrointestinal surgery: systematic review and meta-analysis of controlled trials. BMJ 2001 ; 323(7316) ; 773-776.
68) Basse L., Jakobsen D.H., Bardram L. et al. : Functional recovery after open versus laparoscopic colonic resection: a randomized, blinded study. Ann Surg 2005 ; 241(3) ; 416-423.
69) Chen H.H., Wexner S.D., Iroatulam A.J. et al. : Laparoscopic colectomy compares favorably with colectomy by laparotomy for reduction of postoperative ileus. Dis Colon Rectum 2000 ; 43(1) ; 61-65.
70) Detry R., Ciccarelli O., Komlan A. et al. : Early feeding after colorectal surgery. Preliminary results. Acta Chir Belg 1999 ; 99(6) ; 292-294.
71) Marik P.E., and Zaloga G.P. : Early enteral nutrition in acutely ill patients: a systematic review. Crit Care Med 2001 ; 29(12) ; 2264-2270.
72) Kompan L., Vidmar G., Spindler-Vesel A. et al. : Is early enteral nutrition a risk factor for gastric intolerance and pneumonia? Clin Nutr 2004 ; 23(4) ; 527-532.
73) Pacelli F., Bossola M., Papa V. et al. : Enteral vs. parenteral nutrition after major abdominal surgery: an even match. Arch Surg 2001 ; 136(8) ; 933-936.
74) Bozzetti F., Braga M., Gianotti L. et al. : Postoperative enteral versus parenteral nutrition in malnourished patients with gastrointestinal cancer: a randomised multicentre trial. Lancet 2001 ; 358(9292) ; 1487-1492.
75) Braga M., Gianotti L., Gentilini O. et al. : Feeding the gut early after digestive surgery: results of a nine-year experience. Clin Nutr 2002 ; 21(1) ; 59-65.
76) Takagi K., Yamamori H., Toyoda Y. et al. : Modulating effects of the feeding route on stress response 238 A. Weimann et al. and endotoxin translocation in severely stressed patients receiving thoracic esophagectomy. Nutrition 2000 ; 16(5) ; 355-360.

77) Kompan L., Kremzar B., Gadzijev E. et al.：Effects of early enteral nutrition on intestinal permeability and the development of multiple organ failure after multiple injury. Intens Care Med 1999；25(2)；157-161.
78) Sullivan D.H., Nelson C.L., Klimberg V.S. et al.：Nightly enteral nutrition support of elderly hip fracture patients: a pilot study. J Am Coll Nutr 2004；23(6)；683-691.
79) Martignoni M.E., Friess H., Sell F. et al.：Enteral nutrition prolongs delayed gastric emptying in patients after Whipple resection. Am J Surg 2000；180(1)；18-23.
80) Braga M., Gianotti L., Gentilini O. et al.：Early postoperative enteral nutrition improves gut oxygenation and reduces costs compared with total parenteral nutrition. Crit Care Med 2001；29(2)；242-248.
81) Beier-Holgersen R. and Brandstrup B.：Influence of early postoperative enteral nutrition versus placebo on cellmediated immunity, as measured with the Multitest CMI. Scand J Gastroenterol 1999；34(1)；98-102.
82) Hu Q.G. and Zheng Q.C.：The influence of Enteral Nutrition in postoperative patients with poor liver function. World J Gastroenterol 2003；9(4)；843-846.
83) Braunschweig C.L., Levy P., Sheean P.M. et al.：Enteral compared with parenteral nutrition: a meta-analysis. Am J Clin Nutr 2001；74(4)；534-542.
84) Peter J.V., Moran J.L. and Phillips-Hughes J.：A metaanalysis of treatment outcomes of early enteral versus early parenteral nutrition in hospitalized patients. Crit Care Med 2005；33(1)；213-220.
85) Sullivan D.H., Nelson C.L., Bopp M.M. et al.：Nightly enteral nutrition support of elderly hip fracture patients: a phase I trial. J Am Coll Nutr 1998；17(2)；155-161.
86) Jorba R., Fabregat J., Borobia F.G. et al.：Small bowel necrosis in association with early postoperative enteral feeding after pancreatic resection. Surgery 2000；128(1)；111-112.
87) Schloerb P.R., Wood J.G., Casillan A.J. et al.：Bowel necrosis caused by water in jejunal feeding. J Parenter Enteral Nutr 2004；28(1)；27-29.
88) Kemen M., Senkal M., Homann H.H. et al.：Early postoperative enteral nutrition with arginine-omega-3 fatty acids and ribonucleic acid-supplemented diet versus placebo in cancer patients: an immunologic evaluation of Impact. Crit Care Med 1995；23(4)；652-659.

89) Loser C., Aschl G., Hebuterne X. et al. : ESPEN guidelines on artificial enteral nutrition—percutaneous endoscopic gastrostomy (PEG). Clin Nutr 2005 ; 24(5) ; 848-861.
90) Dennis M.S., Lewis S.C. and Warlow C. : Effect of timing and method of enteral tube feeding for dysphagic stroke patients (FOOD): a multicentre randomised controlled trial. Lancet 2005 ; 365(9461) ; 764-772.
91) Heyland D.K., Novak F., Drover J.W., et al. : Should immunonutrition become routine in critically ill patients? A systematic review of the evidence. JAMA 2001 ; 286(8) ; 944-953.
92) Farreras N., Artigas V., Cardona D. et al. : Effect of early postoperative enteral immunonutrition on wound healing in patients undergoing surgery for gastric cancer. Clin Nutr 2005 ; 24(1) ; 55-65.
93) Conejero R., Bonet A., Grau T. et al. : Effect of a glutamineenriched enteral diet on intestinal permeability and infectious morbidity at 28 days in critically ill patients with systemic inflammatory response syndrome: a randomized, single-blind, prospective, multicentre study. Nutrition 2002 ; 18(9) ; 716-721.
94) Zhou Y.P., Jiang Z.M., Sun Y.H. et al. : The effect of supplemental enteral glutamine on plasma levels, gut function, and outcome in severe burns: a randomized, 242 A. Weimann et al. double-blind, controlled clinical trial. J Parenter Enteral Nutr 2003 ; 27(4) ; 241-245.
95) Rayes N., Hansen S., Seehofer D. et al. : Early enteral supply of fiber and lactobacillus versus conventional nutrition: a randomized controlled trial in patients with major abdominal surgery. Nutrition 2002 ; 18 ; 609-615.
96) Falcao De Arruda I.S. and de Aguilar-Nascimento J.E. : Benefits of early enteral nutrition with glutamine and probiotics in brain injury patients. Clin Sci (London) 2004 ; 106(3) ; 287-292.
97) Beattie A.H., Prach A.T., Baxter J.P. et al. : A randomised controlled trial evaluating the use of enteral nutritional supplements postoperatively in malnourished surgical patients. Gut 2000 ; 46(6) ; 813-818.
98) Gariballa S. and Forster S. : Dietary supplementation and quality of life of older patients: a randomized, double-blind, placebo-controlled trial. J Am Geriatr Soc 2007 ; 55 ; 2030-2034.
99) Norman K., Kirchner H., Freudenreich M. et al. : Three month intervention with protein and energy rich supplements improve muscle function and

quality of life in malnourished patients with non-neoplastic gastrointestinal disease: a randomized controlled trial. Clin Nutr 2008 ; 27 ; 48-56.
100) Ravasco P., Monteiro Grillo I. and Camilo M.E. : Cancer wasting and quality of life react to early individualized nutritional counselling. Clin Nutr 2007 ; 26 ; 7-15.
101) Marin Caro M.M., Laviano A. and Pichard C. : Nutritional intervention and quality of life in adult oncology patients. Clin Nutr 2007 ; 26 ; 289-301.
102) Fearon K., Barber M. and Moses A. : The cancer cachexia syndrome. Surg Oncol Clin N Am 2001 ; 10 ; 109-126.
103) Cravo M.L., Glória M.L. and Claro I. : Metabolic responses to tumour disease and progression: Tumour-host interaction. Clin Nutr 2000 ; 19 ; 459-465.
104) Cosnes J., Laurent-Puig P., Baumer P. et al. : Malnutrition in chronic radiation enteritis: Study of 100 patients. Ann Gastroenterol Hepatol (Paris) 1988 ; 24 ; 7-12.
105) Deitel M. and To T.B. : Major intestinal complications of radiotherapy: Management and nutrition. Arch Surg 1987 ; 122 ; 1421-1424.
106) Grosvenor M., Bulcavage L. and Chlebowski R. : Symptoms potentially influencing weight loss in a cancer population: Correlations with primary site, nutritional status, and chemotherapy administration. Cancer 1989 ; 63 ; 330-334.
107) Ravasco P., Monteiro-Grillo I. and Camilo M. : Does nutrition influence quality of life in cancer patients undergoing radiotherapy? Radiother Oncol 2003 ; 67 ; 213-220.
108) Ravasco P., Monteiro Grillo I., Marques Vidal P. et al. : Cancer: Disease and nutrition are key determinants of patients' quality of life. Support Care Cancer 2004 ; 12 ; 246-252.
109) Donaldson S. : Nutritional consequences of radiotherapy. Cancer Res 1997 ; 37 ; 2407-2413.
110) Testa M.A. and Simonson D.C. : Assessment of quality of life outcomes. N Engl J Med 1996 ; 334 ; 835-840.
111) de Graeff A., Leeuw R.J., Ros W.J.G. et al. : A prospective study on quality of life of laryngeal cancer patients treated with radiotherapy. Head Neck 1999 ; 21 ; 291-296.
112) Vetta F., Ronzoni S., Taglieri G. et al. : The impact of malnutrition on the

quality of life in the elderly. Clin Nutr 1999 ; 18 ; 259-267.
113) Stratton R., Green C.J. and Elia M. : Disease-Related Malnutrition: An Evidence-Based Approach to Treatment. Wallingford, United Kingdom, CABI, 2003.
114) Ravasco P., Monteiro-Grillo I., Vidal P.M. et al. : Dietary counseling improves patient outcomes: a prospective, randomized, controlled trial in colorectal cancer patients undergoing radiotherapy. J Clin Oncol 2005 ; 23 ; 1431-1438.
115) Beyer P. : Medical nutrition therapy for lower gastrointestinal tract disorders, in Mahan LK, Escott-Stump S (eds): Krause's Food, Nutrition and Diet Therapy (ed. 10). WB Saunders, Philadelphia, PA, 2000, p. 667-694.
116) Tarpila S. : Morphological and functional response of human intestine to ionizing radiation. Scand J Gastroenterol 2001 ; 6(Suppl.12) ; 9-52.
117) Elia M., Stratton R., Russell C. et al. : The cost of malnutrition in the UK and the economic case for oral nutritional supplementation (ONS) in adults. BAPEN Health Economic Report on Malnutrition in the UK, 2005.
118) Hassell J.T., Games A.D., Shaffer B. et al. : Nutrition support team management of enterally fed patients in a community hospital is cost-beneficial. J Am Diet Assoc 1994 ; 94 ; 993-998.
119) Darmon P., Lochs H. and Pichard C. : Economic impact and QOL as endpoints of nutritional therapy. Curr Opin Clin Nutr Metab Care 2008 ; 11 ; 452-458.
120) Kruizenga H.M., Van Tulder M.W., Seidell J.C. et al. : Effectiveness and cost-effectiveness of early screening and treatment of malnourished patients. Am J Clin Nutr 2005 ; 82 ; 1082-1089.
121) Ockenga J., Freudenreich M., Zakonsky R. et al. : Nutritional assessment and management in hospitalised patients: implication for DRG-based reimbursement and healthcare quality. Clin Nutr 2005 ; 24 ; 913-919.
122) Russell C.A. : The impact of malnutrition on healthcare costs and economic considerations for the use of oral nutritional supplements. Clin Nutr 2007 ; 2(Suppl.) ; 25-32.
123) Braga M. and Gianotti L. : Preoperative immunonutrition: cost-benefit analysis. J Parenter Enteral Nutr 2005 ; 29(Suppl.1) ; S57-S61.
124) Elia M. and Stratton R.J. : A cost-benefit analysis of oral nutrition supplements in preventing pressure ulcers in hospital. Clin Nutr 2005 ;

24 ; 640-641.
125) Beaston-Blaakman A., Shepard D.S., Stone N. et al. : Cost-effectiveness of clinical interventions for AIDS wasting. AIDS Care 2007 ; 19 ; 996-1001.
126) Dalziel K. and Segal L. : Time to give nutrition interventions a higher profile: cost-effectiveness of 10 nutrition interventions. Health Promot Int 2007 ; 22 ; 271-283.
127) National Institute for Health and Clinical Excellence (NICE) : Nutrition support in adults: oral nutrition support, enteral tube feeding and parenteral nutrition (clinical guideline 32). London: National Institute for Health and Clinical Excellence (NICE), 2006.
128) Kilonzo M.M., Vale L.D., Cook J.A. et al. for the MAVIS Trial Group : A cost-utility analysis of multivitamin and multimineral supplements in men and women aged 65 years and over. Clin Nutr 2007 ; 26 ; 364-370.
129) Green C.J. : The cost-effectiveness of nutrition support. In: Payne-James J, Grimble GK, Silk DBA, editors. Artificial nutrition support in clinical practice. 2nd ed. Greenwich Medical Media, London, 2001.
130) Pritchard C., Duffy S., Edington J. et al. : Enteral nutrition and oral nutrition supplements: a review of the economic literature. J Parenter Enteral Nutr 2006 ; 30 ; 52-59.
131) Pichard C., Kyle U.G., Morabia A. et al. : Nutritional assessment: lean body mass depletion at hospital admission is associated with an increased length of stay. Am J Clin Nutr 2004 ; 79 ; 613-618.
132) Stratton R.J., Green C.J., Elia M. : Consequences of disease related malnutrition. *In* : Disease Related Malnutrition (ed. by Stratton R.J., Green C.J. and Elia M.). CABI Publishing, Cambridge, MA 2003,p.113-155.
133) Kruizenga H.M.,Wierdsma N.J., VanBokhorst-de van der Schueren M.A.E. et al. : Screening of nutritional status in the Netherlands. Clin Nutr 2003 ; 22 ; 147-152.
134) Kruizenga H.M., Seidell J.C. De Vet H.C.W. et al. : Development and validation of a hospital screening tool for malnutrition: the Short Nutritional Assessment Questionnaire (SNAQ). Clin Nutr 2005 ; 24 ; 75-82.

第2章

臨床栄養学における栄養アセスメントの意義の検証

雨海照祥

1. 医療における栄養アセスメントの意義の検討

(1) 医療行為それ自身がアウトカムに与える影響の大きさ（重み）の評価

医療行為の質を評価する場合，その質を評価する指標を設定する必要がある。それは，医療行為を提供される側と提供する側という，2つの異なる立場からの評価である。

1) 医療行為を提供される側からの医療の質の評価方法

① 単一の指標を用いる場合

A. 主観的指標

満足度などは，医療行為を受ける側からの評価指標として最も重視される指標である。その表現方法には数字による評価に Visual Analogue Scale (VAS) システム（1～10点，0～100点など）がある。

VAS は，例えば痛み自体は他人にはわかることができないため，その痛みを感じた本人がこのシステムを使って自分で主観的に評価し，その結果を客観的な点数として評価する方法である。

VAS 以外にも，例えば自分の主観的な気分を数値化する評価方法も提案されている（The Delighted-Terible Scale[1]：7＝気分最高～1＝気分最悪）。

さらに本稿においては，"科学的根拠に裏付けられた栄養サポート"として，厳密に定義する"栄養療法"に対する被提供者側からの満足度を，同様にしてVASにより数値化できる。この場合，栄養療法も医療における医療行為に含まれる。

こうした主観的指標を評価に用いる方法の利点は，主観を数値化することにより，客観化し，ある対象の変化や複数の対象間の差などを比較，評価できることである。言い換えれば目に見えない"主観"を，見る側の立場で客観視できる方法である。

一方，この方法の欠点は，医療行為を提供される対象が，自分の主観を自分で評価できない場合に用いることができない。例えば乳幼児，あるいは重度の認知症の場合，彼らの側からの主観的指標を得ることは容易ではなく，ほぼできない。

B．客観的指標

客観的指標とは，厳密に主観が全く入り込む余地のない指標のみを指標として用いる方法である。

栄養療法における客観的指標とは，栄養療法の客観的な効果判定指標として，例えば有害事象の発生（頻度）などを用いて評価する方法などがある。その有害事象には，時間的指数，有害事象の発生率，経済的損失などが含まれる（表2-1)[2]。

ちなみに，有害事象の反意語が見つからない。"有益"事象という語句はないようである。しかし有害事象あるいは"有益"な事象のどちらか一方のみを分析する方法には，その医療行為が有害または"有益"とあらかじめ見

表2-1 アウトカム指標の分類と実例

カテゴリー	具体的指標（例）
時間的指数	在院日数，ICU在室日数，レスピレーター管理時間
有害事象の発生率	感染症（肺炎，尿路感染症，創感染など），死亡率，合併症発生率，再入院率，ICU再入室率，再手術率
経済的損失	抗生剤（治療目的での使用）の使用量/そのコスト
QOL	SF-36，EuroQol

なして判断を下す先入観が入り込む危険性がある。その結果,分析する側の意図的操作によって,自分に都合のよい医療行為の片面のみを強調してしまう危険性がある。

このことは,ある事象を客観的に分析しようとする場合,すでにどの分析方法を選択するかによって,すでにその段階で結果をある方向に誘導してしまうバイアスが侵入してしまう危険性があることを,われわれに示唆しており興味深い。

いずれにしてもある指標を客観的指標とする場合,考えうるすべての客観的指標を網羅しえない限り,ある客観的指標を選択する時点ですでに主観が入り込んでしまい,完全な客観性は,その時点ですでに失われてしまっている危険性が常にあることを忘れてはならない。言い換えれば,客観的指標の裏に,主観が隠れている可能性が潜んでいる。

② 複合の指標を用いる場合

複数の指標を組み合わせて医療の質の評価を試みる方法を意味する。

A. なぜその指標を選択するのか──科学的根拠の提示の必要性

複数の指標のなかから必要性の高い指標を抽出する場合,なぜその指標(群)を選択したか,の科学的根拠を提示できる必要がある。

なぜその指標を選択したのかの理論的根拠を提示できるかできないかによって,導き出された結論の科学的根拠の強さが異なる。すなわち,その選択根拠が明確に示されることが,すなわち科学的根拠である。

したがって,医療における栄養療法の意義(重み)を評価・検証する場合,なぜその指標を用いるのかの理由,科学的根拠が必要である。

B. 指標の属性からみた混合指標の分類

単一指標と同様に,①主観的指標のみで構成された指標[3],②客観的指標のみで構成された指標,③主観的指標と客観的指標の混合で構成された指標[4],の3種類の評価方法がある(表2-2)。

C. 複合型QOLの評価指標における栄養関連の質問数の割合

主観的質問票のみの複合指標には,例えば62項目の質問で構成されるIllness Behavior Questionnaire (IBQ)[5]というQOLの評価方法がある。62

表2-2 医療の質の評価指標

分類	主観の視座	
	受ける側からの例	提供する側からの例
主観的指標のみ	The Medical Outcomes Study Physical Functioning Measure, IADL, the Health Opinion Survey, Illness Behavior Questionnaire (IBQ)	VAS
客観的指標のみ	PNI[*1], GNRI[*2], APACHE II, SOFA	SSI, ADL, 生存率, SF-36, QOLなど国際共同研究班による臨床指標(67指標群, 表2-3)
主観的指標と客観的指標の混合	MNA®-SF	

[*1]: Prognostic Nutritional Index(予後栄養指標)
[*2]: Geriatric Nutritional Risk Index(高齢者栄養リスク指標)

項目の質問のなかに，栄養関連の指標がはたしていくつあるであろうか。わずか1項目だけ（質問45）「よく食べられますか？―はい，いいえ」の質問のみである。

したがって，QOLの評価方法であるIBQの質問のなかで，栄養関連の質問は1/62である。すなわち栄養関連のQOLは，IBQによる生活全体のQOLのわずかに2％であり，QOL全体における栄養関連の重みは極めて低い。QOL全体に占める栄養の割合が極めて小さな評価しかされていないことがわかる。

IBQ以外入手可能なQOLの評価指標を，その内容を確認できるものの質問内容の全体において，はたして栄養関連（経口摂取量，体重，消化器症状など）の質問数が何％かを検討した。

その結果，QOLの主観的質問票において，栄養関連の質問票の重み（スコア）の割合は平均で10％に満たない。すなわち，複合型QOLにおいて，栄養状態の質問票は10％以下であることがわかる。

2）医療行為を提供する側からの医療の質の評価方法

次に「医療を提供する側」を考えてみると，その立場にも2つあることがわかる。すなわち提供する組織およびその組織に属する個人の異なるレベルの立場，の2つである。本稿の最終目的が，医療における栄養サポートと，

さらにはその栄養サポートにおける栄養アセスメントの意義の有無を検討し，その結果もし意義があるとの結果が出た場合，医療（治療）行為全体における栄養アセスメントの意義の大きさ，重さを検証することである．

したがって，本稿における立ち位置は，個人および組織，あるいは概念的な医療全体という，2つの立場での意義を同時進行で扱うことで，本質的な栄養アセスメントの意義を検証したい．

① 単一の指標を用いる場合

「医療を提供される側」で検討する際に用いた，①主観的指標と，②客観的指標，および，③単一指標と，④複合指標の合計4つの指標群の分類のうち，本稿における立場が個人レベルでの「提供する側」である医療スタッフ，すなわち医師や管理栄養士，看護師，薬剤師など，医療従事者それぞれの個人レベルでの議論なのか，あるいは組織全体，医療全体の立場での議論なのか，その都度タイトルの副題において，どちらなのかを明らかにしながら議論を進めたい．

A．主観的指標——個人の立場

主観的な質の評価としては，主観的な栄養アセスメントツールとして代表的な主観的包括的栄養アセスメント（subjective global assessment：SGA）があげられる．

もしあるアセスメントツールYの質を検証するのであれば，もうひとつのGold StandardといわれるXのツールを立て，Xに対するYの"正の正答率"（"栄養障害あり"を"あり"と正しく診断する確率）である感度（sensitivity），あるいは"負の正答率"（"栄養障害なし"を"なし"と正しく診断する確率）である特異度（specificity）の高さ，あるいはそれらの合成評価指標であるAUC値を評価指標とすればよい．

ここで問題としているのは，SGAという主観的アセスメントツールそのものの質の評価ではない．本稿におけるアセスメントツールYの主観的な質の評価指標とは，Yを施行する側の主観によるYの質の評価指標が何かである．その指標を用いて，Yの医療側からの質の高さを主観的に評価する指標を設定し，その結果を医療の質の向上に役立てるのが，本稿の目的である．

したがって，ここでの主観の立場は，主観的な栄養アセスメントツール，実際にはYをSGAと考えれば，SGAを病院で実際に行う看護師，あるいはそのSGAの測定結果を検証するすべての医療従事者である．彼らの主観的な指標によって，SGAの質を評価する際の主観的な指標であり，「医療を提供される側」で論じたVASが妥当であろう．

しかし実際にSGAをVASによって主観的に質の評価を行った報告は，残念ながら見当たらない．さらにVAS以外の主観的指標によるSGAの評価方法もない．

実際に主観的指標であるVASを用い，やはり同様に主観的指標であるSGAの結果を評価することが，はたして科学的に妥当かを検証することは，価値あることと思われる．

すなわちこれは二重の主観による評価の妥当性・信憑性の検証であり，究極の主観的指標の意義の検証と言える．この検証の最終ゴールは，これらの二重の主観が，はたしてどれだけアウトカム向上に寄与するかの検証であり，アウトカム指標としてのSGAに対するVASの検証である．

しかし本稿の検証から逸脱するため，VASが評価指標であるという点を述べるにとどめる．

B．客観的指標——組織の立場

医療レベルの質の客観的評価指標を論じる場合，指標が単一・複合を問わず，ここでは病院や栄養アセスメントを行う組織とする．

ここでの単一の指標は，次項の客観的な複合指標のそれぞれが単一の指標として扱える（個々の指標は表2-2を参照）．

② 複合指標を用いる場合

A．主観的指標 —— 個人の立場

SGAの質の評価方法も，前項における感度（sensitivity），あるいは特異度（specificity）などを評価指標とすればよい．

しかし単一の主観的指標の項で述べたように，やはりSGAに対するVASによる主観的な質の評価方法による医療の質の評価が可能性としては考えられるものの，前述したとおり，いままでに主観を主観で評価した検証はな

く，今後の検討課題であろう。

B．客観的指標 ── 組織の立場

組織の質の評価には，病院機能評価機構の臨床指標が代表的である(表2-1)。

また客観的複合指標による医療の質の評価指標として日本の病院機能，米国で最初に開発されたJCAHOの臨床指標，メリーランド病院協会の臨床指標など，米国で多数開発された（表2-2)。

さらに日本の国際共同研究班による臨床指標も開発され，その内容は極めて網羅的で取りこぼしなく，複数の施設間の比較調整にも有効であるようにベンチマークとなるべき指標群67項目が並ぶ[6]。

③ 医療する側からの医療の質の評価における栄養関連指標の重さの検討 ──国際共同研究班の場合

医療の質を，医療する側の立場で評価する指標群のうち，特に詳細に示した"国際共同研究班"による臨床指標において，はたしてどれだけの栄養関連の項目があげられているか。このことは，最良ではないにしても，医療全体における臨床栄養の重みがどれだけかの，ひとつの指標の先鞭になると思われるので，以下に示す。

国際共同研究班による医療の質を評価するための臨床指標は67項目である。さて，このなかにはたして栄養関連の項目がいくつあるか。

表2-3に示すように「NSTの有無」の1項目のみである。すなわち67項目中1項目1.5％，2％に満たない。すなわち国際共同研究班の観点からみれば，栄養関連はNSTのみが栄養関連で注目され，全体からみればわずかに2％足らずの重みでしかないことがわかる。

この検証には，国際共同研究班の指標群が医療全体を俯瞰する指標なのか，その臨床指標の選択の妥当性の検証がなされていないことは，今後解決すべき重要な問題である。

しかしいずれにしても半公的研究班，というよりは国際的な研究班によって，栄養関連の指標が医療全体のわずかに1％でしかないとすれば，この指標が間違っているのか，栄養自体が医療において1％の重みでしかないのかの，少なくともいずれかである可能性がある。

表2-3 国際共同研究班による臨床指標 ― 67指標群

一般指標	手術関連	検査関連	医療行為関連	疾病別
・平均在院日数 ・入院外来比 ・新規外来患者入院患者比率 ・1人当たり通院回数 ・紹介率 ・逆紹介率 ・救急外来受診患者数 ・救急外来受診小児患者数(15歳未満) ・救急搬送患者数 ・ICU退室患者数 ・開心術数 ・開頭術数 ・悪性腫瘍手術件数 ・短期滞在手術件数 ・1患者1カルテ体制 ・ICD-10による傷病名コーディングの有無	・手術・処置コーディングの有無 ・診療情報管理に専従する者の数 ・診療情報管理士数 ・ヒヤリハット報告件数(入院・外来) ・クリティカルパス作成項目数 ・クリティカルパス適用患者数 ・患者相談室設置の有無 ・患者からの相談件数 ・プレアボイド報告件数 ・薬剤管理指導件数(栄養指導件数ではない*) ・麻薬管理指導件数 ・退院時服薬指導件数 ・院外処方箋発行率 ・7種類以上の多剤投与処方件数	・CT、MRI別外部医療機関からの検査依頼件数 ・CT、MRI別検査予約待ち日数 ・放射線読影医数 ・パニック値 ・全ての手術術前体の実施有無 ・CPCの検討症例数 ・NSTの有無 ・認定看護師数(管理栄養士の数ではない*) ・専門看護師数	・抑制、抑制回数、死亡件数 ・転倒・転落(総件数、健康障害別件数、死亡数) ・褥瘡新規発生患者数 ・褥瘡患者延べ数 ・NAUAP分類ステージ4褥瘡患者延べ数 ・誤輸血件数 ・失踪件数、及び失踪に関連して死亡した件数 ・自殺・自殺未遂件数及び自殺に関連した死亡件数 ・労災報告件数 ・事故報告件数[設備事故] ・刺傷・切創事故件数	・疾病別平均在院日数 ・疾病別死亡率 ・再入院率 ・疾患別再入院率 ・非手術に関連した(内科的治療による)疾病別死亡率 ・疾病別手術死亡率 ・疾患別術前入院日数 ・疾患別術後入院日数 ・出生体重別新生児死亡率 ・帝王切開率 ・ICUへの再入室 ・ICUへの緊急入室 ・術後3日以内の再手術 ・MRSA感染新規発生患者数 ・MRSA感染患者数 ・多剤耐性緑膿菌感染新規発生患者数 ・多剤耐性緑膿菌感染患者数

*：筆者注。

④ 栄養関連指標の重さの検討

A．医師の場合

いかに適確に低栄養症候群を発見できるかは，多くの患者のアウトカムを左右する重要因子である。特に高齢者は身体生理学的特性から，低栄養症候群の発症が容易で，かつ進行が急速であるという特徴がある。

したがって，高齢者の（発症前をも含めた）低栄養症候群[7,8]の早期発見は，医療全体の質の決定因子としての意義が大きいと考えられる。

特に医師でもレジデントは第一線で患者の変化を観察できる役割を担っているため，彼らの低栄養症候群の発見スキルの開発が医療の質向上の大きな鍵となるとの意図を込めて，在宅で入院のリスクを測る14ドメイン，24項目の質問群が開発された[9]。

この24の質問中，栄養関連は，自分で食事ができるか（質問18），絶飲食か（質問20），出された食事を50％以上食べたか（質問21）の3個である。

したがって高齢者の入院リスクという医療の側面全体における栄養の重みは，3/24＝12.5％となる。

B．看護師の場合

医療を提供することとしての「食事の提供」にかかる時間Pと，それを提供される側で食事する時間Qとを比較したところ，Q/P比は2であった[7]。

この検証方法は，単に病院内での"食事"するという行為を通し，それにかかる時間的指標のみによる重みの分析である。したがって医療全体の質を俯瞰したわけではない，という問題点はある。すなわち医療行為全体における食事の提供の時間的側面からのみの分析であり，全体における意義の検証としては十分ではない。医療全体における栄養の意義はいまだ十分ではなく，今後の検討課題である。

さらに医療を提供される側である患者と，提供する側である看護師という，医療を挟んだ2つの相異なる立場からの，さらにはわずかに時間という単一の客観的指標を用いた検討である。

問題提起として食事の時間を患者と看護師の，異なる立場から見た場合，2倍の差があることを指摘できた，と考えている。

⑤ 食事の重みの検討 ── MNA®-SF の場合

看護師と患者との食事にかける時間数と同様に，食事の量の面から医療における栄養の意義の重みを検証してみる。

検証方法は，低栄養症候群の発症リスクにおける高齢者の"低栄養症候群"を抽出する有力なツールである MNA®-SF[10] に含まれる 6 つの項目のなかにおける抽出力の強さを検討した。

その結果，MNA®-SF の F の項目として BMI（F1）を用いた F1 の場合，食事量の減少が 6 項目全体でどれだけの重みであるか，を sensitivity, specificity で検討したところ，いずれも 16〜18% であった〔表2-4-(1)〕。

F1 の BMI が測定できない場合，ふくらはぎの周囲長（carf circumference：CC）の計測値（F2）を用い，同様に食事量の減少の重みを検討したところ，

表2-4 MNA®-SF における質問項目の重み分析

項目		内容	感度 （sensitivity）	特異度 （specificity）	精度
(1) F1 を使用する場合					
	A	食事量の減少	0.775	0.981	0.852
	B	体重減少	0.875	0.774	0.837
	C	移動性	0.775	0.925	0.831
	D	急性疾患	0.91	0.906	0.909
	E	認知症・うつ	0.652	0.943	0.761
	F1	BMI	0.795	0.774	0.787
A の重み 1			**0.162**	**0.185**	**0.171**
(2) F2 を使用する場合					
	A	食事量の減少	0.775	0.981	0.852
	B	体重減少	0.875	0.774	0.837
	C	移動性	0.775	0.925	0.831
	D	急性疾患	0.91	0.906	0.909
	E	認知症・うつ	0.652	0.943	0.761
	F2	CC	0.652	0.943	0.761
A の重み 2			**0.167**	**0.179**	**0.172**

やはり同様に16〜18%であった〔表2-4-(2)〕。

　すなわち食事量の減少が低栄養症候群の発症における重みは，MNA®-SFの6つにおいては16%であった。ただしMNA®-SFを構成する6項目は，それぞれの感度・特異度のどれもが極めて高く，それぞれの項目は1に近いため，1項目の重みは1/6に近い値になる。したがって他の項目を入れた，大きな母数における食事量の減少が与える影響の検証が必要である。

2. 医療のアウトカムを決定因子とした栄養状態の重みの判定

　医療を受ける患者のアウトカムを決定する因子としての栄養状態は，ここで明らかにしたように，やはり10%が妥当なのか。ここで言う妥当とは，科学的根拠があることを意味する。すなわち医療を受ける状況としての疾患の転帰，アウトカムの決定因子としての栄養状態が，QOLにおける決定因子の重みと同様に10%以下なのか，あるいは逆に大きいのか。そしてそれには科学的根拠はあるか。

　さらに医療行為全体に対する栄養関連，特に栄養状態がアウトカムに与える影響の大きさ，すなわち"重み"は，疾患の種類やその重症度などによらず，常に一定か。あるいは疾患の種類や重症度，治療の種類やタイミングによって異なる可能性があるか。

　このことを解明する目的で，ある急性期の病態におけるアウトカムの決定プロセスをモデルとし，そのアウトカム決定における栄養状態の占める重みを検証する。

(1) 症例を用いた栄養アセスメントの"重み"の検証

　対象とする症例に応じ，その症例に対する手術や抗がん剤による化学療法などの医療行為が，近い将来例えば3〜6カ月後にそれによって引き起こされる影響・結果を決定する因子を，本稿では仮に"アウトカム決定因子群"と定め，①疾患：種類と重症度，②治療：種類とタイミング，③栄養状態，の3種類のカテゴリーに分けて，それらがそれぞれどれだけアウトカム決定

に対して影響力,すなわち"重み"をもつか。その大きさを検証する。

(2) 症例におけるアウトカム指標の選択とその根拠

多くの指標がアウトカム指標として医療行為の結果の評価に用いられている。

しかしそれらのなかで明確で疑問の余地が最も少ない指標は"死亡率"(あるいはその裏である"生存率"も同様に可)であり,これらがアウトカム指標として用いられる。

死亡率は,死の判定という臨床的問題を除けば,臨床的に最もわかりやすく,動かしがたい指標であり,アウトカム決定因子群の3つの指標群に共通して汎用される指標であることが,本稿で死亡率をアウトカム指標に用いる理由である。

以下にひとつの症例を用いて,アウトカム決定因子それぞれの重み(大きさ)の検討を行ってみる。

〈症例〉Tさん(70歳,男性)

主　訴:頭痛,高血圧,意識消失
既往歴:65歳の退職時検診で脂質異常症(無治療),心房細動。
　　　　1カ月前に軽い意識消失発作があり近医を受診。その際,貧血を指摘された。
現病歴:1週間前より頭全体がぼんやりとして,なんとなく重い感じがしたため,近医受診。その際に計った血圧が210/125 mmHgと高く,外来のベッドに臥床し"アダラート-L"1カプセルを舌下投与された。

　　　　その間も顔色が悪いため,院長が市内の総合救急病院に連絡。救急車で転送されA総合病院に到着したが,到着後ERにストレッチャーで運ばれる最中,突然意識消失し,バイタルチェックした後,緊急CTが撮影された結果,小脳梗塞と診断された。
入院後経過:CT撮影後,NCU(脳神経ICU)入室。発症後3時間以内と判断され,緊急で治療目的のt-PAを点滴投与。48時間,人工呼

吸器による調節呼吸。
＊NCU でのバイタルサイン，血液検査成績の結果は下記のとおり：
BT 37.5℃，HR 50/min，RR 25/min，WBC 11,000/μL，RBC 230×10^4/μL，Hb 7.1 g/dL，Ht 32%，Plt 1万/μL，Na 133 mEq/L，K 3.5 mEq/L，Cr 1.1 mg/dL，CRP 4.2 mg/dL，動脈血ガス（F$_i$O$_2$ 0.3）：pH 7.22，P$_a$O$_2$ 80 torr，P$_a$O$_2$ 45 torr，GCS：13点

1) 死亡率の高さがアウトカムに与える影響の判定

入院3日目の時点でのTさんのアウトカム指標として，まず近い将来の3カ月（または100日）後の死亡率を算定したい。

アウトカム決定因子群3つ（表2-5）の，それぞれの指標から算出される小脳梗塞発症後3カ月〜100日後における死亡率を比較し，その大きさからそれぞれの指標がTさんの死亡というアウトカムに与える大きさ・重みを判定する。

すなわち，その指標で算出された死亡率が高いほど，Tさんの小脳梗塞による死亡という有害事象の発生にそのアウトカム決定因子が大きく影響すると判断し，死亡というアウトカムに与える影響の大きさ・重みは大きいと判定することとする。その割合は，考えうるすべてのアウトカム決定因子群（表2-5）全体100％に占める重さ（％）を決定することにする。

2) 3つのアウトカム指標決定因子群における死亡率

① 疾患の重症度による死亡率の検討

疾患の重症度の指標として『APACHE Ⅱ』[11]）によりTさんの3カ月後の

表2-5 症例の死亡率におけるアウトカム決定因子の重み

決定因子	使用する指標	予想される死亡率（％）	死亡率への寄与率	生存率への寄与率	生存率への寄与率（相対比）
疾患の重症度	APACHE Ⅱ	40%	42%	22%	1
治療の種類とタイミング	SITS-MOST	15.50%	16%	56%	2.6
栄養状態	MNA®-SF	40%	42%	22%	1
合計		95.50%	100%	100%	4.6

表 2-6 APACHE Ⅱスコア A 欄 Total Acute Physiology Score (APS) の生理学的パラメータの点数合計

生理学的パラメータ	上方異常					下方異常			
	4	3	2	1*	0	1	2	3	4
直腸温（℃）（腋窩温+1℃）	≧41	39〜40.9		38.5〜38.9	36〜38.4	34〜35.9	32〜33.9	30〜31.9	≦29.9
平均動脈血圧（mmHg）（拡張期血圧+1/3×脈圧）	≧160	130〜159	110〜129		70〜109		50〜69		≦49
心拍数（/min）	≧180	140〜179	110〜139		70〜109		50〜69		≦39
呼吸数（/min）	≧50	35〜49		25〜34	24〜12	11〜10	9〜6	≦5	
動脈血酸素化 a. $FiO_2 ≧ 0.5$ で $A-aDO_2$#	≧500	350〜499	200〜349		≦199				
b. $FiO_2 < 0.5$ で PaO_2 (mmHg)					>70	61〜70		55〜60	<55
動脈血 pH	≧7.7	7.6〜7.69		7.5〜7.59	7.33〜749		7.25〜7.32	7.15〜7.24	<7.15
血清 HCO_3 濃度（静脈血 mmol/L）（動脈血ガス分析未施行時）	≧52	51.9〜41.0	—	40.9〜32.0	31.9〜22.0	—	21.9〜18.0	17.9〜15.0	<15.0
血清 Na 濃度（mEq/L）	≧180	160〜179	155〜159	150〜154	130〜149		120〜129	111〜119	≦110
血清 K 濃度（mEq/L）	≧7	6〜6.9		5.5〜5.9	3.5〜5.4	3〜3.4	2.5〜2.9		<2.5
血清クレアチニン（mg/dL）（急性腎不全では点数2倍）	≧3.5	2〜3.4	1.5〜1.9		0.6〜1.4		<0.6		
Ht（%）	≧60		50〜59.9	46〜49.9	30〜45.9		20〜29.9		<20
WBC（×10^3/mm^3）	≧40		20〜39.9	15〜19.9	3〜14.9		1〜2.9		<1
Glasgow Coma Scale (GCS) (15-GCS)									

*：APACHE Ⅱスコア＝A＋B＋C

死亡率を推定する。

A．APACHE Ⅱの３層構造 ── A，B，C欄

(a) バイタルサイン，検査値などによるA欄の点数　　APACHE Ⅱスコア A は，GCS 以外の項目の合計点が 12 点である（表 2-6：表中に太字で示した数値は症例の該当値を示す）。この点数に GCS の点数を 15 点から引いた点数を加える。T さんの GCS は 13 点なので，(15−13)＝2 点となる。そこで APACHE Ⅱ の 12＋2＝14 が A 欄の点数である。────────── A 欄の点数＝**14 点**

(b) B欄の点数　　年齢により，高齢者ほど点数が高い（表 2-7）。T さんの年齢は 70 歳であるから ──────────────────── B 欄の点数＝**5 点**

(c) C欄の点数　　緊急手術または非手術例では 5 点，予定手術例では 2 点である（表 2-8）。T さんは小脳梗塞の発症後 3 時間以内であるため，t-PA ガイドラインにより t-PA を用いて治療を行った。そのため T さんは "非手術" 症例であるから ──────────────── C 欄の点数＝**5 点**

(d) A＋B＋Cの合計点　　以上より T さんの APACHE Ⅱ の合計点は
──────────────── A＋B＋C＝14＋5＋5＝**24 点**

(e) APACHE Ⅱの合計点による入院中の死亡率　　APACHE Ⅱ の合計点により，ICU 患者の入室中の死亡率（生存率＝100−死亡率）が算出される（図 2-1[11]）。この図を用いて T さんの入室中の死亡率を求めると，**40％**であることがわかる。

② 治療法の選択による死亡率の検討

T さんの治療は t-PA を用いて行われた。t-PA の 3 カ月後の死亡率は

表 2-7　APACHE Ⅱスコア B 欄
　　　　（年齢による点数）の点数配分

年齢（歳）	点数
≦ 45	0
45～54	2
55～64	3
65～74	**5**
75 ≦	6

表 2-8　APACHE Ⅱスコア C 欄
　　　　（緊急手術の有無による点数）の点数配分

緊急手術の有無	点数
非手術または緊急手術	**5**
予定手術	2

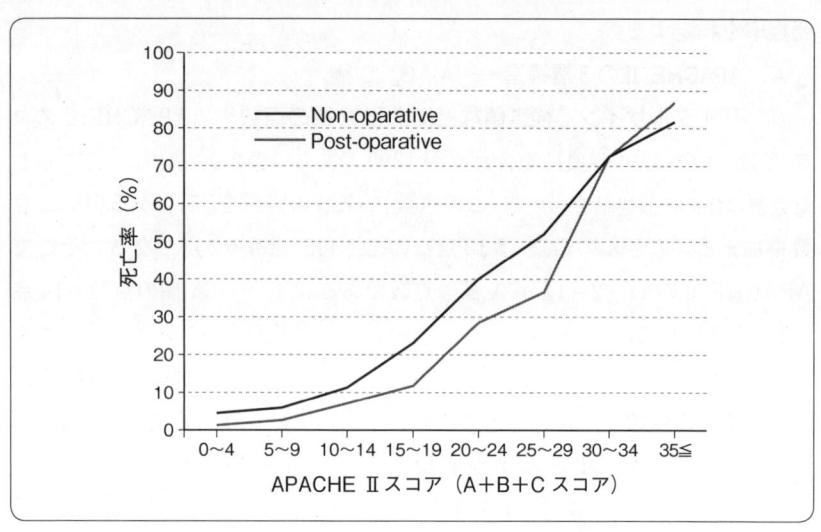

図2-1 ICU患者のAPACHE Ⅱ スコアによる入院中の推定死亡率（$n=5,185$）

15.5%とされる[12]。

③ 栄養状態による死亡率の検討

A．高齢者の栄養状態から死亡率を予測する指標── Mini Nutritional Assessment® (MNA®)

Tさんの栄養状態による3カ月後の死亡率を予想するために，Mini Nutritional Assessment® (MNA®) を用いる．このMNA®には2つの異なる版がある．

① MNA®フルバージョン：最初に開発されたMNA®であり，18の質問票で構成される．
② MNA®-SF (short form：SF)：フルバージョンの次に開発され，死亡率の予測率が最も高い6つの質問から成る．すなわち，①食事摂取量の減少（質問A），②体重減少（質問B），③自力で歩けるか（質問C），④精神的ストレス，急性疾患（質問D），⑤認知症またはうつ病（質問E），⑥BMI（質問F1），の6つの質問票で構成される．

MNA®-SFの6番目の質問票でBMIを算出するための身長または

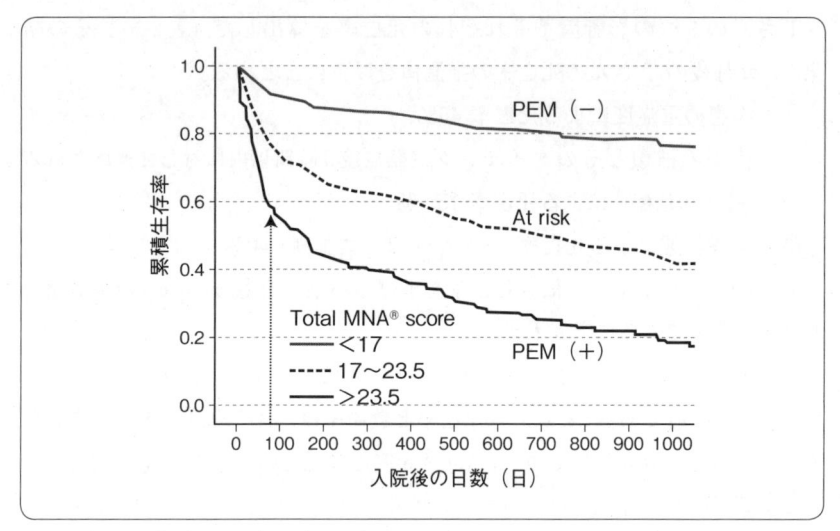

図2-2 MNA®（フルバージョン）のスコアと1,000日後までの生存率の推移〔PEM（+）vs. At risk vs. PEM（−）の3群の比較〕

体重の少なくともいずれかが測定できない場合，BMI値（質問F1）の代わりにふくらはぎの周囲長（carf circumference：CC）（質問F2）を用いる（http://caring.nestlenutrition.jp/img/pdf/200903pennews.pdf 参照）。

本稿では，以上のMNA®の2つのバージョンのうち，その使用法が容易であり，かつ質問票の項目数が多いフルバージョンと比較しても統計学的に極めて高い相関性が保証されているMNA®-SFを利用する[2]。

B．MNA®による対象の予測死亡率

入院時のワンポイントでのMNA®の点数を用い，その後1,000日後までの死亡率を予測できる（図2-2）[13]。点数算出後1,000日目までに，その後入院継続しているか，または退院，再入院などは問わない。その結果，TさんのMNA®のスコアは6点であった。すなわち，MNA®によるTさんの栄養状態は"低栄養"群であることがわかる。そこで入院後3カ月目の死亡率を推測すると，図2-2に示すように生存率は60％，死亡率は40％であると推測される。

④ 医療における死亡率の決定因子群における栄養状態の重みの検討

Tさんの3つの影響因子それぞれの死亡率を算出した（表2-5）。その結果，3カ月後のTさんの死亡率の推測値を以下にまとめる。
① 疾患の重症度による死亡率 **40%**
② 治療の種類とそのタイミング（発症後3時間以内に対して適応されるt-PAの治療）による死亡率 **15.5%**
③ 栄養状態による死亡率（MNA®によって推測）**40%**

したがって以上より，最も死亡率を下げるパワーをもっているのが治療としてのt-PAであることがわかる。

一方，上記①と③はいずれも40％であり，死亡率は② t-PAの40％/15.5％，すなわち2.6倍である（表2-5）。死亡率と救命率は，裏の関係である。すなわち栄養状態は，治療としてのt-PAの2.6倍だけ死亡のリスクが高い（表2-5）。

この結果が，症例としてあげたTさんの栄養状態が，死亡という究極のアウトカムを決定する重みなのである。言い換えると，少なくとも小脳梗塞で発症直後にt-PAの治療が選択された病態で，発症前3カ月の間にMNA®-SFで判定された栄養状態は，アウトカム全体（100％）のうちの22％（表2-5），すなわち全体の約1/5の重みをもっていると判定できる。

（3）アウトカム判定に用いるMNA®の意義

1）アウトカムとしての栄養摂取量の減少の意義

栄養摂取量の減少は，その時点での栄養状態が仮に良好だとしても，目標量（30 kcal/kg/day）の60％未満が1週間続くこと，および年齢が70歳以上であることが低栄養（症候群）発生のリスクとなる（表2-9）[14]。表2-7に示したNRS 2002はヨーロッパ各国での入院患者の死亡率を含むアウトカムが，合計スコア3点以上群で高かった[15]。すなわち，NRS 2002の構成要素である摂食量がアウトカムと相関することが示されている。

2）アウトカムとしての体重減少，BMIの意義

BMI（静的指標としての体重）または体重減少（動的指標としての体重）も同様に，NRS 2002でアウトカムとの相関が証明されており，体重減少およびBMIのアウトカム指標としての意義が報告されている。

表 2-9 NRS 2002 最終スクリーニング

スコア	栄養状態の低下	疾患の重症度
0	なし	健康
1	体重減少＞5％/3 カ月または食事摂取量 50～75％/1 週間	骨盤骨折，慢性疾患（肝硬変，COPD，透析，糖尿病，がん）
2	体重減少＞5％/2 カ月または BMI 18.5～20.5 かつ全身状態低下または食事摂取量 25～60％/1 週間	腹部大手術，脳卒中，肺炎（重症），血液腫瘍
3	体重減少＞5％/1 カ月（15％・3 カ月）または BMI＜18.5 かつ全身状態低下または食事摂取量＜25％/1 週間	頭部外傷，骨髄移植，ICU（APACHE II＞10）

合計点　　＋　　＝
年齢 ≧ 70 で 1 点加点。
合計点 ≧ 3 で低栄養リスクあり。
合計点＜3 で毎週栄養スクリーニング試行予定手術患者では栄養療法の適応。

3) アウトカムとしての血清栄養素濃度の限界

MNA® は，開発過程において 50 項目以上の質問票が用いられ，そのなかには血清アルブミン（Alb），トランスサイレチン（TTR），ビタミン B_{12}，葉酸など，多くの血液成績なども含まれた。しかし最終的に MNA®-SF においてアウトカムを決定する重み付け順に並べられた 6 項目には血液成績は残らなかった。

すなわち，MNA® の大きな特徴のひとつである未来の有害事象の発生率の予測には，これら血液データは入っていない。その背景には血液データとしての栄養素の血清濃度には，中・長期的なアウトカムの決定因子としての意義は少ないということが推測される。

3．栄養状態がアウトカムに与える影響の重み

本稿は，単に栄養状態がアウトカムに影響していることを再確認したのみではない。本稿の主眼は，医療行為全体，すなわち，①疾患の種類と重症度，②その疾患に対する治療行為の種類，例えば手術，薬物療法の種類およ

びそれら治療のタイミングと同様に，③栄養状態がどれだけの意義があるのか，あるいは栄養状態は実は医療のなかで，大きなインパクトがないのではないか，との疑念を検証することにあった．

そこで今回，これらと同じ指標を用いてアウトカムにおける重みを比較する目的で小脳梗塞の症例Tさんを通して"重み付け法"を開発し，比較検討した．その結果，少なくとも本稿で症例を提示した脳卒中を発症した70歳の男性に限れば，3カ月後の死亡率をアウトカム指標として比較したところ，治療が重症度および栄養状態の2.6倍重かった．同時に栄養状態も，重症度と同じ重み，死亡率40％で死亡というアウトカムを決定する大きさ・重みをもつことが判明した．

以上より，栄養アセスメントによって判定される対象の栄養状態は，この症例に関する限り，疾患の重症度と同じだけの重みをもっていることが明らかとなった．すなわち栄養状態も小脳梗塞という疾患と同じ重さだけのアウトカムへの決定因子であった．

アウトカム全体の決定因子において，栄養状態の重みを評価する際には，栄養アセスメントによって得られる栄養状態がどれだけの重みをもっているのか，常に医療行為の対象となるすべての患者それぞれにおいて，栄養状態の重みの大きさを考える必要があることも示したかった．

言い換えれば，アウトカムを決定するのは疾患の種類や重症度なのか，あるいはその疾患に対する治療の内容やタイミングなのか，あるいは刻々と変化する患者の栄養状態なのか，明確にする必要がある．

4．アウトカム影響因子群の相互連関作用

本稿では院内で発生した小脳梗塞を例にして，MNA®で判定された栄養状態の重症度が，死亡率というアウトカムに全体の約20％の重みをもつことを明らかにしたがもし，この症例の小脳梗塞の発症から治療開始までが3時間を超えていれば，t-PAの適応とはならず，治療のアウトカムに対する重みは軽くなるため，相対的に栄養状態の重みは増すことになる．すなわち

表2-10 疾患の重症度と死亡率の判定基準

疾患	重症度	死亡率の基準	参考文献
急性膵炎	厚生労働省急性膵炎重症度判定基準 (2010)	同左，表VII-2 (p78)	16)
慢性心不全	NYHA 分類	米国健康政策局左室機能低下患者における治療指針	17)
急性肺血栓塞栓症	心肺停止，ショックの有無 (Group A〜D)	30日後の死亡率	18)
慢性腎臓病 (CKD)	eGFR	全死亡率	19)
慢性腎臓病 (CKD)	eGFR	循環器疾患死亡率	19)
COPD	FEV_1/FVC	死亡率	20)

表2-11 急性膵炎の重症度分類と死亡率

重症度スコア	死亡率（%）
0	0.2
1	0.7
2	2.6
3	11.1
4	10.8
5	25.0
6	50.0
7	53.3

表2-12 慢性心不全の重症度分類と死亡率

NYHA 分類	1年死亡率（%）
Class II	5〜10
Class III	10〜20
Class IV	20〜50

表2-13 急性肺血栓塞栓症の重症度分類と死亡率

重症度	30日死亡率オッズ比
Group A	100 <
Group B	10〜100
Group C	0〜10
Group D	0

表2-14 慢性腎臓病 (CKD) の重症度分類と死亡率

eGFR	全死亡率（%）	循環器疾患死亡率（%）
< 15	21.0	7.5
15〜29	15.7	6.3
30〜59	8.8	4.1
60 ≦	6.6	2.6

治療の種類,タイミングも,間接的に栄養状態の重みを決める決定因子となりうることがわかる。

同様に APACHE Ⅱ で算出された ICU の患者の病態の重症度が異なれば,3カ月後の死亡率は変動し,その結果,原疾患の重症度が死亡率というアウトカムに与える重みも変動するため,治療と同様に栄養状態の重みもそれに連動して変化する。

本稿の症例の疾患は仮に小脳梗塞とした。しかし APACHE Ⅱ の値が算出されることの許された,すなわち生存率・死亡率が科学的に立証されている多数の疾患群[11]についてのみ,この算出方法による検討が可能である。ここでその他の疾患でも死亡率のエビデンスの報告されている疾患(表2-10～14)に対する死亡率の主観的または客観的,複合的な指標例をまとめた。この表を用いて本稿と同様の方法で疾患の種類および重症度による死亡率が算定され,医療全体における栄養状態のアウトカム決定における重みを算定できる。その結果,MNA® による栄養状態がアウトカムに与える影響・重さを算出することが可能と考えられる。

5．"重み付け法"の今後解決すべき課題

栄養状態,栄養アセスメントがアウトカムに与える重みを医療全体のなかで検証したのは,筆者の知るかぎり本稿が内外で初めての試みではないかと考えている。本稿においてアウトカムとして死亡率を判定基準に設定し,それぞれの指標の重み付けを比較した。この方法を本稿では"重み付け法"と仮称する。すなわち,今回の死亡率など,共通のアウトカム指標を,そのアウトカム指標 Y に影響すると思われるすべての指標 X_i において,同時に相互に比較することにより,それぞれの X_i が Y にどれほどの重みで影響したかを"重み付け法"と定義する。本稿では X_i として,3つのアウトカム指標決定因子群を選択した。しかし,はたしてこの3つの指標群が適切なのか,あるいは指標群にその他の指標がないのか。さらには今後第三者等により,ぜひ検証すべき課題と考えられる。

6．おわりに

① 医療行為のアウトカムに対する効果判定をする際の指標として，主観的指標，客観的指標の単一指標およびそれらの複合指標とがある。
② 疾患をもつ症例において，アウトカムを決定する因子として，疾患の種類およびその重症度，疾患に対する治療の種類およびそのタイミング，栄養状態の3つの指標がある。
③ 症例検討において，疾患の重症度をAPACHE Ⅱで，また治療の種類とタイミングを脳卒中に対するt-PAで，また栄養状態をMNA®-SFを用い，それらの死亡率を算定した。
④ その結果，少なくとも提示した脳卒中の症例においては，重症度：治療：栄養状態＝1：2.6：1の重みで死亡というアウトカムを決定していた。
⑤ 本稿では死亡率をアウトカム指標として，栄養状態が疾患の重症度や治療と比較検討してアウトカムの決定因子を相対的に比較する"重み付け法"を開発・提起して栄養状態の評価の意義を示した。

文　献

1) Andrew F.M. et al.：Social indicators of well-being:Americans' perceptions of life quality. Plenum, New York, 1976, p.371.
2) 雨海照祥：Mini Nutritional Assessment（MNA）—高齢者のアウトカム指標としての栄養判定基準．臨床栄養増刊号 2009；114；627-636.
3) Stewart A.L. et al.：Measuring functioning and well-being: the Medical Outcomes Study approach. Duham, Duke University Press, North Carolina, 1992, p.375-376.
4) Macmillan A.M.：The Health Opinion Survey: technique for estimating prevalence of psychoneurotic and related types of disorder in communities. Psychol Rep 1957；3；325-329.
5) Pilowsky I. et al.：Manual for the Illness Behavior Questionnaire (IBQ). 2nd ed. University of Adeleide, Adelaide, Australia, 1983, Appendix A.
6) 長谷川敏彦ほか：平成16年度厚生労働科学研究「臨床指標を用いた医療の

質向上に関する国際共同研究班」報告書. 2004.
7) 雨海照祥ほか：低栄養症候群. 日本臨牀 2010；68：448-452.
8) 雨海照祥：低栄養症候群. 臨床栄養 2007；110 (6)：772-777.
9) 雨海照祥：看護と臨床栄養—看護臨床栄養学序説. 看護技術 2010；56：818-825.
10) 雨海照祥ほか：Mini Nutritional Assessment (MNA)—高齢者にとっての栄養アセスメントの意義. 臨床栄養別冊 JCN セレクト 2. 栄養アセスメント（雨海照祥監）. 2010, p.81-96.
11) Knaus W.A. et al.：APACHE II: A severity of disease classification. Crit Care Med 1985；13；818-829.
12) Wahlgren N. et al.：SITS-MOST (Safe Implementation of Thrombolysis in Stroke-Monitoring Study). Stroke 2008；39；3316-3322.
13) Kagansky N. et al.：Poor nutritional habits are predictors of poor outcome in very old hospitalized patients. Am J Clin Nutr 2005；82；784-791.
14) Kondrup J. et al.：ESPEN Guideline for Nutrition Screening 2002. Clin Nutr 2003；22；415-421.
15) Sorensen J. et al.：EuroOOPS: an international, multicentre study to implement nutritional risk screening and evaluate clinical outcome. Clin Nutr 2008；27；340-349.
16) 急性膵炎診療ガイドライン 2010 改訂出版委員会（編）：急性膵炎診療ガイドライン 2010（第3版），2003 年全国調査における改訂重症度判定基準における重症スコアと致命率. 金原出版, p.87, 2010 (http://jaem.umin.ac.jp/guideline.pdf).
17) 慢性心不全の診断 (www.srl.info/srlinfo/kensa_ref_CD/d-z/pdf/manseishinshindan.pdf)
18) Sakuma,M. et al.：Interior vena cava filter is a new additional therapeutic option to reduce mortality from actue pulmonary embolism.Circ J 2004；68；816-821.
19) Yang J.G. et al.：Chronic kidney disease,all-cause mortality and cardiovascular mortality among Chinese patients with established cardiovascular disease. J Atheroscler Thromb 2010；17；395-401.
20) Sin D.D., Wu, L., Anderson J.A. et al.：Inhaled corticosteroids and mortality in chronic obstructive pulmonary disease. Thorax 2005；60；992-997.

第3章

経腸栄養・静脈栄養による臨床栄養管理法

佐々木雅也

1. はじめに

　経口摂取が最良の栄養補給法であることは言うまでもない。しかし，意識障害や嚥下障害，さらには消化管の障害などにより経口摂取が不可能な場合や，経口摂取だけではエネルギー必要量が充足できない場合には，経腸栄養や静脈栄養が適応となる。現在，経腸栄養剤には多くの種類の製剤が市販されており，病態に応じた使い分けができる。また経皮内視鏡的胃瘻造設術が普及し，長期の経腸栄養管理も可能となっている。静脈栄養でも，末梢静脈栄養，中心静脈栄養による栄養管理が選択でき，種々のキット製品も普及している。

　本稿では，経腸栄養・静脈栄養の適応，投与方法，栄養剤の使い分け，さらには合併症とその対策について解説する。

2. 静脈栄養と経腸栄養の選択方法

　"食事"は，最も優れた栄養であり，栄養輸液や経腸栄養剤は日進月歩で進化しているものの，食事に勝る栄養剤はないのが現状である。また，食べるという行為は，単に栄養を補給するのみでなく，食欲を満たし，精神を安

滋賀医科大学附属病院栄養治療部

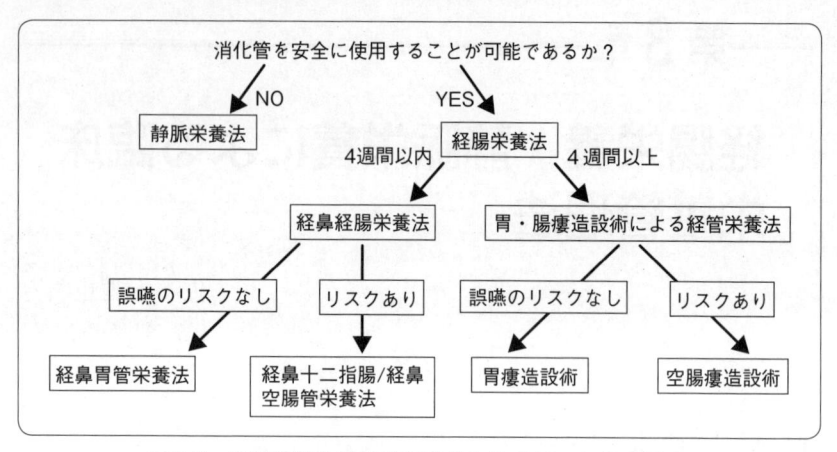

図3-1 栄養補給方法を選択するための Decision Tree

```
消化管を安全に使用することが可能であるか？
    NO              YES
 静脈栄養法         経腸栄養法
              4週間以内    4週間以上
           経鼻経腸栄養法   胃・腸瘻造設術による経管栄養法
       誤嚥のリスクなし / リスクあり    誤嚥のリスクなし / リスクあり
       経鼻胃管栄養法 / 経鼻十二指腸・経鼻空腸管栄養法   胃瘻造設術 / 空腸瘻造設術
```

定させ，脳の活性化にもつながる。バランスのよい食事を摂ることにより，消化管の機能や免疫能も維持されるのである。

　しかし，経口摂取が不可能な場合や，経口摂取のみではエネルギー必要量を充足できない場合には，静脈栄養や経腸栄養により栄養を補う必要がある。

　静脈栄養か，経腸栄養かの選択は重要である。この場合，「腸が機能している場合は腸を使う When gut works, use it !」が原則である。アメリカ静脈経腸栄養学会（ASPEN）での栄養補給法の選択に関するガイドラインは図3-1のようにまとめられる[1]。経腸栄養は，静脈栄養に比べて生理的であり，カテーテル感染などの重篤な合併症が少ないことが利点である。絶食状態が続くと，腸絨毛の萎縮をきたす。その結果，機械的なバリア機能や腸粘膜免疫能が低下し，バクテリアルトランスロケーション（bacterial translocation：BT）をきたす要因ともなる[2]。経腸栄養は腸粘膜の萎縮を防止する効果もあり，消化管の生理的な機能を維持しながら，優れた栄養効果を得る栄養法である。一方，静脈栄養は，必要な栄養を確実に投与できるという利点がある。経腸栄養，静脈栄養のそれぞれの特徴を理解し，実践的な栄養管理として活用する必要がある。

3. 経腸栄養法

(1) 経腸栄養の適応と禁忌

「腸が機能している場合は腸を使う」のが,栄養管理の基本的な方針である。したがって,経腸栄養が禁忌となるのは,腸閉塞などで腸が使えない場合に限定される。経腸栄養が適応となる疾患や病態は多岐にわたる(表3-1)[3])。また,経口摂取の量が不十分な場合も経腸栄養の適応である。ヨーロッパ静脈経腸栄養学会(ESPEN)では,必要エネルギーの60%以下の喫食量が10日間以上持続した場合に,経腸栄養を施行することが推奨されている。

1) 適応疾患

食道がん,胃がんなどにより上部消化管に狭窄を生じた場合や,脳血管障害や神経疾患により意識障害や嚥下障害をきたした場合は経腸栄養の適応である。化学療法や放射線治療患者では経口摂取困難となることが多く,静脈栄養が施行されることが多いが,この場合の経腸栄養法は,経静脈栄養に比

表3-1 経腸栄養が適応となる疾患

1.経口摂取が不可能または不十分な場合 1) 上部消化管の通過障害 　口唇裂,食道狭窄,食道がん,胃がんなど 2) 手術後 3) 意識障害患者 4) 化学療法,放射線治療中の患者 5) 神経性食思不振症 2.消化管の安静が必要な場合 1) 上部消化管術後 2) 上部消化管縫合不全 3) 急性膵炎 3.炎症性腸疾患 　クローン病,潰瘍性大腸炎など	4.吸収不良症候群 　短腸症候群,盲管症候群,慢性膵炎,放射線腸炎など 5.代謝亢進状態 　重症外傷,重症熱傷など 6.周術期 7.肝障害,腎障害 8.呼吸不全,糖尿病 9.その他の疾患 　タンパク漏出性胃腸症,アレルギー性腸炎 10.術前,検査前の管理 　colon preparation

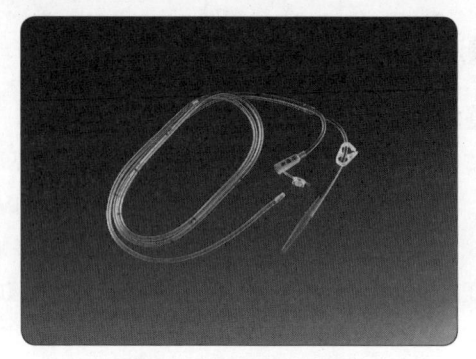

図 3-2　W-ED チューブ
胃からの減圧と空腸への経腸栄養が可能。

べて感染性合併症が少ない利点がある。

　重症急性膵炎に対する早期経腸栄養はガイドラインでも推奨度Bとされており[4]，BT の感染性合併症の低下が確認されている[5,6]。この場合，空腸へのアクセスとすることにより，コレシストキニンの分泌を抑制し，膵外分泌を刺激することなく経腸栄養を施行することが可能となる（図 3-2）。

　炎症性腸疾患のなかでも，クローン病では，成分栄養法による寛解導入効果，寛解維持効果が確認されている[7,8]。難治性炎症性腸疾患調査研究の指針では，重症度に応じた治療指針が提唱されており，薬物療法を中心とする場合と栄養療法を中心とする場合に分けて解説されている（表 3-2）[9]。一方，潰瘍性大腸炎では，栄養療法による寛解導入効果，寛解維持効果は期待できない。

　短腸症候群や膵外分泌障害などの吸収不良症候群でも，成分栄養剤や消化態栄養剤が適応となる（表 3-3）[10]。

　近年，多くの病態別経腸栄養剤が市販されている。なかでも，免疫賦活型経腸栄養剤（immune-enhancing diet：IED），免疫調節型経腸栄養剤（immune-modulating diet：IMD）が注目されている。IED は周術期の感染性合併症を減少し，在院日数を短縮することが確認されている[11]。すでに，ASPEN や欧州静脈経腸栄養学会（ESPEN）ではガイドラインなどにより IED の使用

表 3-2 平成 21（2009）年度クローン病内科治療指針（案）

活動期の治療		
(病状や受容性により，栄養療法・薬物療法・あるいは両者の組み合わせを行う)		
軽症～中等症	中等症～重症	重症（病勢が重篤，高度な合併症を有する場合）
薬物療法 ・ペンタサ錠 ・サラゾピリン錠（大腸病変） ※効果不十分の場合は中等症～重症に準じる	薬物療法 ・経口ステロイド（プレドニゾロン） ・抗菌薬（フラジール*，シプロキサン*） ※ステロイド減量・離脱が困難な場合：イムラン，ロイケリン* ※ステロイド・栄養療法が無効な場合：レミケード 栄養療法（経腸栄養療法） ・成分栄養剤（エレンタール） ・消化態栄養剤（ツインライン） 血球成分除去療法の併用 ・顆粒球吸着（アダカラム） ※通常治療で効果不十分・不耐で大腸病変に起因する症状が残る症例に適応	外科治療の適応を検討したうえで以下の内科治療を行う 薬物療法 ・ステロイド経口または静注 ・レミケード（ステロイド抵抗例） 栄養療法 ・絶食のうえ，完全静脈栄養療法 ※通過障害や膿瘍がない場合はレミケードを併用してもよい

寛解維持療法	肛門病変の治療	狭窄の治療	術後の再発予防
薬物療法 ・ペンタサ錠 ・サラゾピリン錠（大腸病変） ・イムラン ・ロイケリン* ・レミケード 在宅経腸栄養療法 ・エレンタール，ツインライン ※短腸症候群など，栄養管理困難例では在宅中心静脈栄養法を考慮する	まず外科治療の適応を検討する ドレナージやシートン法など 内科の治療を行う場合 ・痔瘻・肛門周囲膿瘍： フラジール*，抗菌剤・抗生物質，レミケード ・裂肛，肛門潰瘍：腸管病変に準じた内科的治療 ・肛門狭窄：経肛門的拡張術	・まず外科治療の適応を検討する ・内科的治療により炎症を沈静化し，潰瘍が消失・縮小した時点で，内視鏡的バルーン拡張術	寛解維持療法に準ずる ・ペンタサ錠 ・サラゾピリン錠（大腸病変） ・イムラン ・ロイケリン* ・フラジール*

*：保険適応外。

出典：難治性炎症性腸管障害に関する調査研究班
平成 21 年度研究報告書別冊より

表3-3 吸収不良症候群の病態

1. 管腔内消化障害型
   1) 乳化障害（Billroth I 法術後）
   2) 消化液と食塊のタイミング不調（Billroth II 法術後，胃全摘後）
   3) 管腔内 pH の低下（Zollinger Ellison 症候群）
   4) 膵外分泌機能不全（慢性膵炎，膵切除後）
   5) 胆汁分泌不全（閉塞性黄疸，胆摘後）
   6) 胆汁酸プールの減少
   7) 腸内容通過時間の短絡（カルチノイド症候群，糖尿病）
   8) 管腔内細菌叢異常（盲管症候群，慢性偽閉塞）
2. 腸粘膜消化吸収障害型
   1) 刷子縁膜酵素欠損ないし低下（二糖類分解酵素欠損症など）
   2) 輸送担体障害（グルコース・ガラクトース吸収障害，ハートナップ病など）
   3) 細胞内代謝障害（無β-リポタンパク血症）
   4) 吸収面積減少（セリアック病，H鎖病，アミロイドーシス，強皮症，ウィップル病，クローン病，腸結核，好酸球性胃腸炎，短腸症候群，原虫症，制がん薬などによる腸粘膜障害）
3. 輸送経路障害型
   1) リンパ管系異常（腸リンパ管拡張症，腸リンパ管形成不全））
   2) 血管系異常（慢性腸間膜静脈血栓症，慢性腸間膜動脈閉塞症）

表3-4 ASPEN, ESPEN のガイドライン

ASPEN consensus recommendation

対　　象	アルブミンが 3.5 g/dL 未満の中等度以上の栄養障害患者で，食道，胃，膵，胆道系の手術患者，およびアルブミンが 2.8 g/dL 未満の高度栄養障害患者で下部消化管手術患者に有用
投与方法	可能なら術前投与が望ましい
投 与 量	1,200～1,500 mL/日以上，または目標投与量の 50～60％を投与
投与期間	5～10 日間。術後は，ICU 入室中か感染症発症の危険がなくなるまで

ESPEN guideline

術前の栄養状態に関係なく，頭頸部悪性腫瘍，食道がん，胃がん手術，膵頭十二指腸切除術において，IED の投与が推奨される。Grade A

投与期間　術前に 5～7 日間使用し，術後も合併症がなければ 5～7 日間継続する

が推奨されている（表3-4）[12]。

2）禁　忌

絶対的な禁忌としては，①完全腸閉塞，②腹部膨満を伴う高度の消化管狭窄，③消化管からの栄養が全く吸収できない場合があげられる。また，④バイタルサインの安定しない重症侵襲症例，⑤難治性嘔吐，⑥重症下痢，⑦活動性の消化管出血，⑧小腸大量切除の術直後では，経腸栄養の施行は困難である。これらの場合は，静脈栄養が適応となる。

（2）アクセスと投与方法

1）アクセス

経腸栄養のアクセスには，表3-5のようなものがあり，病態や施行期間によって選択する。短期間の経腸栄養には経鼻チューブによる経鼻経管栄養法が適応となる。しかし，4週間あるいは6週間以上に及ぶ場合には胃・腸瘻造設術による経管栄養法を考慮する（図3-1）。

経皮内視鏡的胃瘻造設術（percutaneous endoscopic gastrostomy：PEG）は手技も容易であり，長期間の経腸栄養に極めて有用である。したがって，頭頸部腫瘍や上部消化管悪性腫瘍で経口摂取が困難な場合や，遷延性の意識障害，嚥下障害における長期経腸栄養管理にはPEGが適応となる（図3-3）。在宅での経腸栄養管理にも有用である。しかし，胃全摘後，大量の腹水を有する患者，著しい出血傾向を認める場合には造設できない。外科的空腸瘻造

表3-5　経腸栄養のアクセス

1．経口摂取 　嚥下機能が正常な場合に，補食として経腸栄養剤を摂食する
2．経鼻経管栄養法 　1）経食道栄養法 　2）経鼻胃管栄養法 　3）経鼻十二指腸・経鼻空腸栄養法
3．胃瘻，十二指腸瘻，空腸瘻による栄養法 　1）PEG，PEG-J，direct PEJ，PTEG 　2）外科的胃瘻造設術，外科的空腸瘻造設術

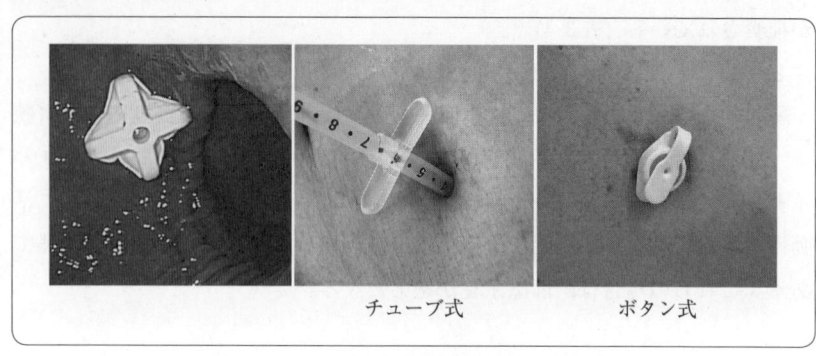

図3-3 経皮内視鏡的胃瘻造設術（PEG）

チューブ式　　ボタン式

P：Percutaneous（経皮），E：Endoscopic（内視鏡的），G：Gastrostomy（胃瘻造設術）。
内視鏡を用いて，胃の内腔と腹壁皮膚表面との間に瘻孔を形成し，栄養投与経路とする内視鏡的手術のひとつであり，栄養法である。

外科的空腸瘻　　direct PEJ

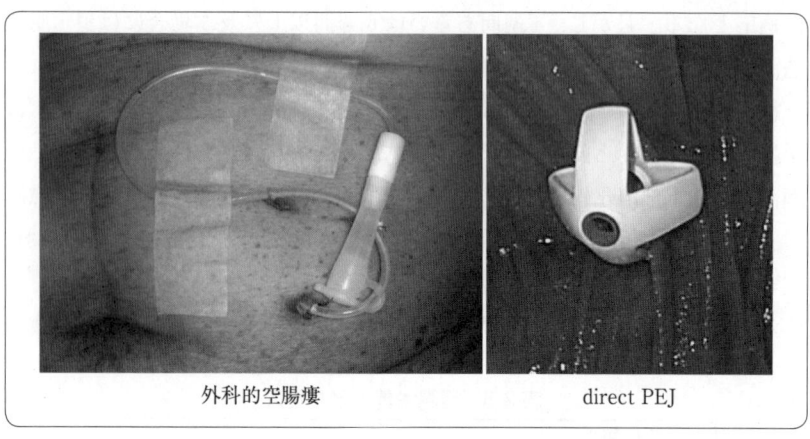

図3-4 外科的空腸瘻（左）と direct PEJ（右）

設術や経皮内視鏡的経食道胃管挿入術（percutaneous transesophageal gastro-tubing：PTEG）などの方法も検討する必要がある。

　胃食道逆流による誤嚥のリスクがある場合には，チューブの先端を十二指腸あるいは空腸に留置する幽門後アクセスにするとよい。経鼻経管栄養法では，経鼻チューブの先端を十二指腸や空腸に留置する。外科的空腸瘻造設

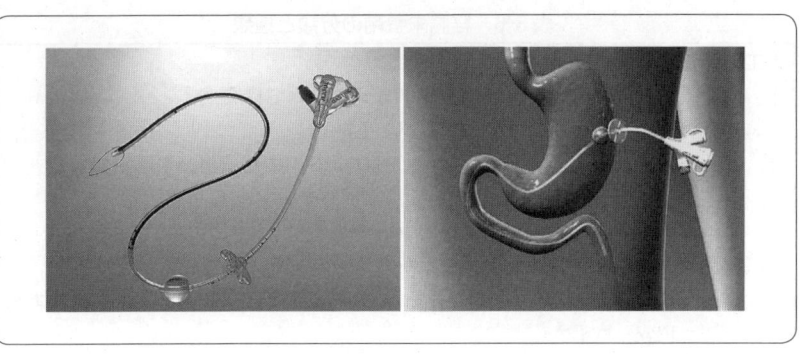

図3-5　PEG-J チューブ

術，内視鏡的空腸瘻造設術（percutaneous endoscopic jejunostomy：PEJ）も選択できる（図3-4）。また，PEGのルートから空腸へのアクセスにすることも可能である（PEG with jejunal extension：PEG-J）（図3-5）。

2）投与方法

経腸栄養剤の投与方法には，持続投与と間欠投与がある。持続投与は，24時間あるいは一定時間をかけて緩徐に投与する方法である。通常，20 mL/hr程度の低速度で開始し，徐々に速度を増す。間欠投与は，1日数回に分けて投与する方法である。1回に200〜500 mLを30〜120分程度の時間で投与する。胃内投与の場合は，いずれでも問題ないが，十二指腸や空腸に投与する場合は持続投与が原則であり，ポンプを使用する。急速に空腸へ注入すると，ダンピング症候群をきたす。

（3）経腸栄養剤の種類

1）組成からみた分類と特徴

経腸栄養剤は，原料から天然濃厚流動食と人工濃厚流動食に分けられる。現在，使用されている製剤は，ほとんどが人工濃厚流動食に該当する（表3-6）。人工濃厚流動食は，その組成から，成分栄養剤，消化態栄養剤，半消化態栄養剤に分類される。またわが国では，医薬品扱い（医師の処方箋でオーダーする）と食品扱い（食事指示箋でオーダーする）の製品がある。

表3-6　経腸栄養剤の分類と種類

人工濃厚流動食
1. 成分栄養剤（ED）　窒素源は結晶アミノ酸のみで構成
　エレンタール，エレンタールP，ヘパンED
2. 消化態栄養剤　窒素源がアミノ酸，ペプチド，または部分水解物である
　　ツインライン，エンテミール（食品），ペプチーノ（食品）
3. 半消化態栄養剤　窒素源がタンパク質である
　医薬品：エンシュアリキッド，ラコールなど
　食　品：ニューメディエフ，テルミール，リーナレン，インパクト，インスロー，
　　　　　F2α，ハイネ

自然食品流動食
　FibrenYH，オクノスA，オクノスC

表3-7　成分栄養剤の組成（100 kcal 当たり）

区　分	成分栄養剤（ED）		
製　品　名	エレンタール	エレンタールP	ヘパンED
会　社　名	味の素製薬	味の素製薬	味の素製薬
発　売　年	1981	1987	1987
主　原　料	結晶アミノ酸 （17種類） デキストリン 大豆油	結晶アミノ酸 （18種類） デキストリン 大豆油	結晶アミノ酸 （18種類） デキストリン 大豆油 （肝不全用）
アミノ酸 g	4.7	3.1	3.6
糖　質 g	21.2	19.9	19.9
脂　質 g	0.17	0.9	0.9

（a）**成分栄養剤**　成分栄養剤は，窒素源がアミノ酸から成り，すべての成分が化学的に明らかになっている。これには，エレンタール，エレンタールP，ヘパンEDが該当し，いずれも医薬品扱いである（表3-7）。脂肪含量は全エネルギー比の 1.5〜8.1％と極めて低脂肪で，脂肪乳剤の併用が必須である。また食物繊維を含まず，低残渣である。

　エレンタールが適応となるのは，短腸症候群や膵外分泌不全などの吸収不

表 3-8 消化態栄養剤・消化態流動食の組成（100 kcal 当たり）

区分	消化態栄養剤	消化態流動食（食品扱い）	
製品名	ツインライン	エンテミール	ペプチーノ
会社名	大塚製薬工場	テルモ	テルモ
発売年	1993	2008	2008
主原料	乳タンパク加水分解物 l-メチオニン l-トリプトファン	低分子ペプチド （卵白加水分解物）	低分子ペプチド （乳清加水分解物）
	マルトデキストリン トリカプリリン サフラワー油	デキストリン 大豆油 コーン油 卵黄油（乳化剤）	デキストリン
アミノ酸・ペプチド g	4.1	3.75	3.6
糖質 g	14.7	18	21.4
脂質 g	2.8	1.5	0

表 3-9 消化吸収障害機序からみた経腸栄養剤の選択

	実効吸収面積の減少による吸収不良	膵外分泌機能の低下による消化障害	胆汁分泌障害による消化障害	食塊と消化液分泌のタイミング不調
成分栄養剤	○	○	○	○
消化態栄養剤	△	○	○	△
半消化態栄養剤	×	△〜○	△〜○	×

○：重症例でも適，△：軽症〜中等症に適，×：不適。

良症候群，クローン病に対する寛解導入，寛解維持療法，重症急性膵炎に対する早期経腸栄養などである。エレンタールPは，わが国における唯一の小児用経腸栄養剤であり，通常は2歳までが対象となる。一方，ヘパンEDは肝不全用の経腸栄養剤である。

　(b) **消化態栄養剤・消化態流動食**　消化態栄養剤は，窒素源がアミノ酸やジペプチド，トリペプチドから成る経腸栄養剤であり，タンパク質を含ま

ない（表3-8）。ツインラインが該当する。エンテルードは食品のエンテミール（食品）に移行となり，ペプチーノ（食品）も市販されている。成分栄養剤と同様に，消化吸収障害やクローン病，周術期などに用いられる（表3-9)[13]。ツインラインには必要量の脂質が含有されているが，ペプチーノは無脂肪の製剤である。

(c) **半消化態栄養剤** 窒素源はタンパク質であり，脂肪も必要量が含まれている。医薬品の半消化態栄養剤には，エンシュアリキッド，ラコール，アミノレバンENが該当するが，アミノレバンENは肝不全用の製剤である（表3-10）。脳血管障害や神経疾患，上部消化管の通過障害など，消化吸収障害に問題のない場合は，半消化態栄養剤が第一選択である。

2）病態別経腸栄養剤の種類と特徴

各種病態に適した経腸栄養剤を選択することが可能となっている（表

表3-10 医薬品の半消化態栄養剤の組成

製品名		エンシュアリキッド	ラコール	アミノレバンEN
会社名		アボットジャパン	大塚製薬工場	大塚製薬
性状 （容量）		液状 (250/500 mL)	液状 (200/400 mL)	粉末 (50 g)
エネルギー		1 kcal/mL	1 kcal/mL	210 kcal (50 g)
主成分	糖質	デキストリン，精製白糖 13.7 g (54.8)	マルトデキストリン，精製白糖 15.62 g (62.5)	デキストリン 15.525 g (59.1)
	タンパク質	カゼイン，分離大豆タンパク 3.5 g (14.0)	乳カゼイン，分離大豆タンパク 4.38 g (17.5)	アミノ酸，カゼインナトリウム，ゼラチン加水分解物 6.75 g (25.7)
	脂質	コーン油，大豆リン脂質 3.5 g (31.5)	トリカプリリン，シソ油 2.23 g (20.1)	コメ油 1.75 g (15.0)
	繊維	−	−	−
容器		250 mL：缶 500 mL：バッグ	200 mL：アルミパウチ 400 mL：バッグ	アルミ袋
包装		250 mL：24個入り 500 mL：12袋入り	200 mL：24袋入り 400 mL：12袋入り	50 g：21包

主成分は100 kcal当りの含量を示す。また，（ ）内はエネルギー比を示す。
他に，1.5 kcal/mLのエンシュアハイがある。

3-11)[14]。これらは，タンパク質，炭水化物，脂質のバランスや質などが通常の経腸栄養剤と異なり，添加される栄養素にも特徴がある。適切に選択することにより，栄養状態の改善のみならず原疾患の治療効果も期待できる。

(a) **肝疾患用の経腸栄養剤**　肝不全用の経腸栄養剤には，ヘパンED（成分栄養剤：医薬品），アミノレバンEN（半消化態栄養剤：医薬品），ヘパス（半消化態栄養剤：食品）がある（表3-12）。いずれも，分岐鎖アミノ酸（branched chain amino acids：BCAA）を豊富に含有し，フィッシャー（Fisher）比（Leu＋Val＋Ile/Tyr＋Phe）は，ヘパンEDが61，アミノレバンENが38，ヘパスが40と高い。肝不全における血中のアミノ酸バランスの乱れを是正する効果がある。また就寝前補食療法（late evening snack：LES）に用いるにも有用である[15]。

表3-11　特殊な病態に用いる経腸栄養剤

医薬品の経腸栄養剤		
肝疾患	ヘパンED	（味の素製薬）
	アミノレバンEN	（大塚製薬）
食品の経腸栄養剤		
肝不全	ヘパスⅡ	（クリニコ）
腎不全	リーナレン	（明治乳業）
	レナウェル	（テルモ）
糖尿病	グルセロナ	（アボットジャパン）
	タピオン	（テルモ）
	インスロー	（明治乳業）
	リソースグルコパル	（ネスレニュートリション）
	ディムベスト	（味の素製薬）
COPD	プルモケア	（アボットジャパン）
	ライフロンQL	（興和創薬）
免疫強化型	インパクト	（味の素製薬）
	イムンアルファ	（テルモ）
	サンエット-GP	（三和化学研究所）
	アノム	（大塚製薬工場）
PEM用	ペムベスト	（味の素製薬）
ARDS	オキシーパ	（アボットジャパン）
がん	プロシュア	（アボットジャパン）

表3-12 肝不全用経腸栄養剤の組成

	ヘパンED（2包）	アミノレバンEN（3包）
常用投与量	160 g（2包）/日	150 g（3包）/日
エネルギー（kcal）	620	630
タンパク質（g）	22.4	40.5
結晶アミノ酸	22.4	19.5
ゼラチン加水分解物	−	19.5
カゼインナトリウム（賦形剤）	−	1.5
糖質（g）	123.4	93.2
デキストリン	123.4	93.2
脂質（g）	5.6	10.5
大豆油	5.6	−
コメ油	−	10.5
フィッシャー比	約61	約38
アミノ酸（g）　BCAA量	10.9	18.2
イソロイシン	3.5	6.1
ロイシン	4.2	6.8
バリン	3.2	5.4
AAA量	0.2	0.6
フェニルアラニン	0.2	0.5
チロシン	−	0.1
その他のアミノ酸量	11.2	21.5
リジン	1.6	1.8
メチオニン	0.2	0.2
トレオニン	0.9	0.9
トリプトファン	0.1	0.2
ヒスチジン	0.6	0.8
アルギニン	3.5	2.6
アラニン	2.0	2.3
グリシン	0.9	5.2
プロリン	1.0	2.9
セリン	0.5	0.7
アスパラギン酸	−	1.3
グルタミン酸	−	2.5

表3-12 (つづき)

		ヘパンED (2包)	アミノレバンEN (3包)
電解質 (mg)	Na	368.0	125.1
	K	436.0	529.5
	Ca	490.1	174.9
	Mg	80.0	60.6
	Cl	754.1	656.9
	P	378.1	251.3
微量元素 (mg)	Zn	7.2	2.6
	Fe	2.1	3.9
	Mn	0.6	0.6
	Cu	0.4	0.4
	I	50.1μg	28.7μg
ビタミン		各種	各種

1日常用投与量当たりの含有量を示す.

(b) **腎不全に用いる経腸栄養剤**　腎不全の経腸栄養剤には，Renalen LPとRenalen MP (半消化態栄養剤：食品)，レナウェルAとレナウェル3 (半消化態栄養剤：食品) という2シリーズがあり，水分，カリウムやナトリウム，リン，マグネシウムなどの電解質，ビタミンAなどが制限されている (表3-13)．個々の腎機能や，透析前の保存期か透析期かによって，タン

表3-13　腎不全用経腸栄養剤の組成

	Renalen LP	Renalen MP	レナウェルA	レナウェル3
エネルギー (kcal)	400	400	200	200
タンパク質 (g)	4.0	14.0	0.8	3.0
脂質 (g)	11.2	11.2	8.9	8.9
糖質 (g)	69.8	59.8	29.3	27.0
食物繊維 (g)	4.0	4.0	3.0	3.0
水分 (g)	189.5	188.8	94.0	94.0
ナトリウム (mg)	120	240	60	60
カリウム (mg)	120	120	20	20
リン (mg)	80	140	20	20

Renalen 1パック (250 mL)，レナウェル1パック (125 mL) 当たり．

パク質の投与量を調整することができる（図3-6）。

(c) **糖尿病に用いる経腸栄養剤**　糖尿病用の経腸栄養剤には，グルセルナ-Ex，タピオンα，インスロー，ディムベスト，リソースグルコパル（いずれも半消化態栄養剤：食品）がある（図3-7）。グルセルナ-Exは脂質の含量エネルギー比が49％と最も高く，炭水化物の割合が34％と少ない。一方，インスローに含まれるパラチノースや分岐鎖デキストリンは緩やかに吸収される糖質である。また，タピオンαは脂質と糖質の割合がほぼ同じで，糖質のタピオカデキストリンも緩徐に吸収される特徴がある。新たに開発されたディムベストは，糖質としてパラチノースが配合され，耐糖能異常に効果のあるイソロイシンも添加されている。

(d) **慢性呼吸器不全に用いる経腸栄養剤**　呼吸不全・COPDにはプルモケアやライフロンQL（いずれも半消化態栄養剤：食品）が用いられる。炭水化物の呼吸商は1.0であるのに対して，脂質の呼吸商は0.7であり，脂質は炭水化物に比べて燃焼した際に発生する二酸化炭素の量が少ない（図

保存期の補助的栄養補給			透析期の総合栄養補給
	商品名	Renalen LP / Renalen MP	

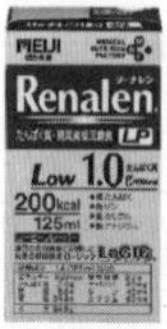

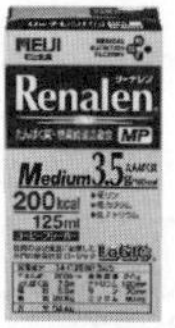

項目	単位	Renalen LP	Renalen MP
濃度	kcal/mL	1.6	1.6
タンパク質	g	1.0	3.5
脂質	g	2.8	2.8
糖質	g	17.4	14.9
水分	g	47.4	47.2
Na	mg	30	60
Cl	mg	7.5	7.5
K	mg	30	30
Ca	mg	30	30
P	Mg	20	35
浸透圧	mOsm/L	720	630
腎溶質負荷	mOsm/L	128	377
pH(20℃)		5.9	6.2
粘度(20℃)	mPa·s	15	30

保存期側：
- エネルギー不足を補う高カロリー
- タンパク摂取制限に余裕を与える低タンパク・低リン
- 適正な栄養組成脂質エネルギー比

透析期側：
- タンパク量を維持したまま低リン・低カリウム
- 高カロリーで水分制限に対応
- 適正な栄養組成脂質エネルギー比

図3-6　腎不全用経腸栄養剤（透析状況等による調整）

3-8)[16]。この考え方から,プルモケアは脂質のエネルギー比率が55.2%,ライフロンQLは脂質が44%と高脂肪に設定されている。

(e) **免疫賦活型経腸栄養剤と免疫調節型経腸栄養剤**　近年,免疫増強作用のある栄養素（immunonutrients）であるグルタミンやアルギニン,RNA,n-3系多価不飽和脂肪酸が強化された免疫賦活型経腸栄養剤（IED）が注目

グルセルナ-Ex	タピオンα	インスロー	ディムベスト	リソース グルコパル
脂質・炭水化物調整	糖質調整	脂質・炭水化物調整	炭水化物調整	脂質・炭水化物調整
・炭水化物を32.4%,脂質を50.7%に調整した経腸栄養剤 ・一価不飽和脂肪酸（MUFA）を特に多く含む ・ショ糖を含まない	・タピオカデキストリンが用いられている ・高MUFA構成	・糖質源はパラチノースと分岐デキストリン ・MUFAであるオレイン酸を多く含有 ・ミネラル（クロム）を多く含有	・糖質としてパラチノースを配合 ・クロムやビタミンB群やβ-カロテン,ビタミンCおよびビタミンE,セレンを強化	・パラチノースとタピオカデキストリンを含む ・亜鉛,クロムを多く含む ・アルギニン含有

図3-7　糖代謝異常に用いる経腸栄養剤

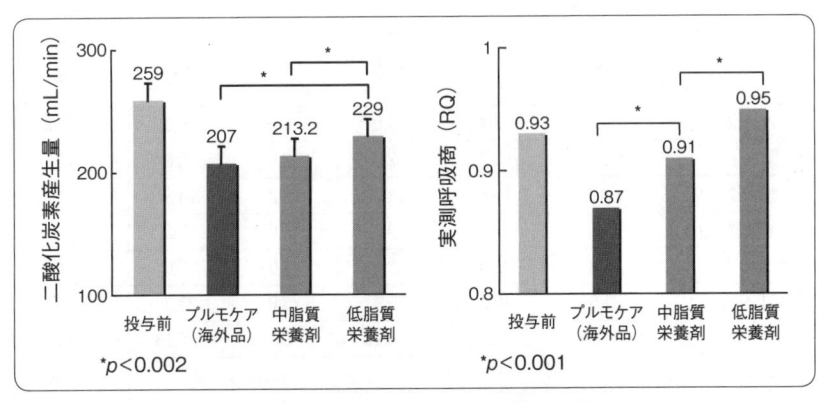

図3-8　プルモケアを用いた臨床試験

されている。これに該当するのはインパクト，イムンα，サンエット-GP，アノム（いずれも半消化態栄養剤：食品）などである。なかでも，インパクトには，術後感染症の発生を抑制し，在院日数を短くする効果が，欧米のメタ解析でも確認されている。ASPEN（アメリカ静脈経腸栄養学会）のガイドラインによると，消化器待機手術に対する周術期免疫賦活栄養では，可能なら術前投与が有効であり，投与期間は5～10日間程度がよいとされている[12]。

一方，IED に含まれるアルギニンは，いったん敗血症などの感染を合併すると NO の過剰産生をきたすことから，オキシーパのようにアルギニンの添加されていない免疫調整経腸栄養剤（IMD）も開発されている[17]。しかし，IED と IMD を明瞭に区別することは困難であり，IED も IMD に含める考え方が一般的になりつつある（表3-14）。

（f）その他　タンパク質の割合を多くしたペムベスト（半消化態栄養剤：食品），アルギニンや亜鉛を強化したアルジネート（半消化態栄養剤：食品），さらには EPA を強化したプロシュア（半消化態栄養剤：食品）などが市販され，褥瘡やがん悪液質に用いられる。

表3-14　IED（immune enhancing diet）と IMD（immune modulating diet）
(100 kcal 当たり)

商品名	インパクト	イムンα	アノム	サンエット-GP	MEIN	オキシーパ
タンパク質 (g)	5.5	5.2	5.0	5.5	5.0	4.17
脂質 (g)	2.8	3.0	2.8	2.6	2.8	6.25
炭水化物 (g)	13.2	13.6	14.0	13.2	14.5	7.1
食物繊維 (g)		0.5	0.5	1.0	1.2	
n-6/n-3	0.8	2.0	2.0	2.0	2.0	1.6
MCT (%)	21.6	40.0	35.4	23.0	21.0	25.0
アルギニン (g)	1.29	0.53	0.46	0.17	0.13	0.14
グルタミン (g)		0.68	0.75	0.75		0.40
BCAA (g)	0.85	0.94	0.84	1.07	0.98	0.80

（4）経腸栄養の合併症とその対策

経腸栄養の合併症は，①機械的合併症，②消化器系合併症，③代謝性合併症，の3つに分類される[14]。

1）機械的合併症とその対策

機械的合併症には，①チューブの刺激または感染，②先端位置異常，③誤嚥，④チューブの閉塞，があげられる。

経鼻チューブは，シリコンやポリウレタンなど生体適合性素材で製造されているが，刺激により食道潰瘍や鼻腔のびらんを呈することがある（図3-9）。栄養ルートとしては，12 Fr以下の径のチューブを使用し，象の鼻のように下向きに固定する（図3-10）。

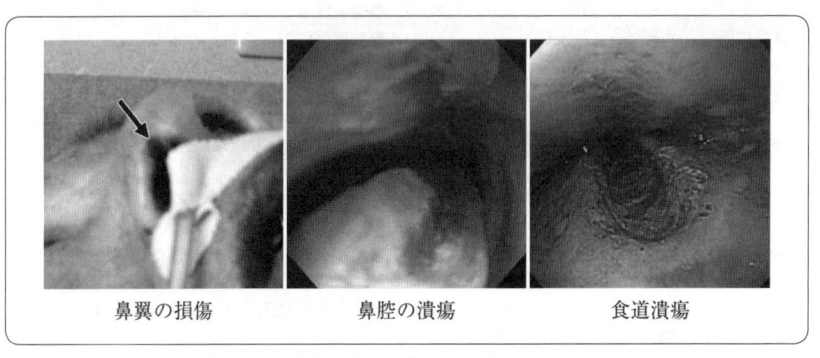

鼻翼の損傷　　鼻腔の潰瘍　　食道潰瘍

図3-9　経鼻チューブによる機械的合併症

誤嚥は経腸栄養の管理のなかでも重要な合併症である。誤嚥性肺炎には，胃内容物を大量に吸引して肺炎をきたす場合（Mendelson症候群）と，咳込んだりむせたりすることのない不顕性誤嚥により肺炎を発症する場合とがある。意識障害や嚥下障害を呈する患者では誤嚥しても咳反射が十分に出せず，絶えず少量の唾液や口腔内容物を誤嚥することが多い。

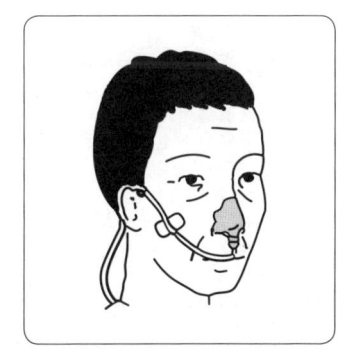

図3-10　経鼻チューブの固定法

表3-15 経管投与不適薬品（商品名）

- ●催眠鎮静剤・抗不安剤　バシフラミン（錠）
- ●抗てんかん剤　セレニカR（顆粒），デパケン（錠），デパケンR（錠），ハイセレニン（錠），バレリン（錠）
- ●塩基性消炎鎮痛剤　ペントイル（錠）
- ●その他の解熱鎮痛消炎剤　カフェルゴット（錠），クリアミンS（錠），ミグリステン（錠），ノイロトロピン（錠）
- ●抗パーキンソン剤　パーロデル（錠）
- ●精神神経用剤　トフラニール（錠），プロチアデン（錠），アタラックス（錠），ホーリット（錠），リーゼ（錠）
- ●その他の中枢神経用剤　グラマリール（細粒）
- ●自律神経剤　マイテラーゼ（錠）
- ●鎮痙剤　スパネート（顆粒），アスゲン（錠）
- ●眼科用剤　アダプチノール（錠）
- ●強心剤　タナドーパ（顆粒）
- ●不整脈用剤　アミサリン（錠），リスモダンR（錠）
- ●血圧降下剤　カプトリルR（カプセル），チトカーマ（錠），セレカル（錠），デタントールR（錠），ペトリロールL（カプセル），セロケンL（錠）
- ●冠血管拡張剤　ヘルベッサー（錠），フランドル（錠），アダラートCR（錠），アダラートL（錠）
- ●高脂血症用剤　ベザトールSR（錠），エラスチーム（錠），MDS（錠），EPL（カプセル）
- ●去痰剤　チスタニン（錠），ムコサールL（カプセル）
- ●気管支拡張剤　スロービッド（顆粒），テオドール（錠），テオドールG（顆粒），テオロング（顆粒），ユニフィル（錠）
- ●消化性潰瘍用剤　キャベジンUコーワ（錠），バリエット（錠），オメプラール（錠：経管，腸までなら可という条件あり），ガストローム（顆粒）
- ●健胃消化剤　ベリチーム（顆粒），エクセラーゼ（顆粒）
- ●制酸剤　カマグ
- ●下剤　アジャストA（錠），ヨーデルS（錠），セネバクール（錠），バルコーゼ（顆粒），アローゼン（顆粒）
- ●利胆剤　ガーレ・ドナウ（錠）
- ●その他の消化器官用剤　ペンタサ（錠）
- ●卵胞ホルモンおよび黄体ホルモン剤　プロスタールL（錠），ヒスロンH（錠）
- ●混合ホルモン剤　メサルモンF（錠）
- ●その他のホルモン剤　ボンゾール（錠），チオデロン（カプセル）
- ●痔疾用剤　エスペリベン（錠）
- ●その他の泌尿生殖器官および肛門用剤　セルニルトン（錠）
- ●その他の外皮用剤　オクソラレン（錠）
- ●ビタミンAおよびD剤　チョコラA（錠）
- ●ビタミンB剤　フェデミン（錠），フラビタン（錠），ピロミジン（錠）
- ●ビタミンE剤　ユベラ（錠）
- ●混合ビタミン剤　シナール200（錠）
- ●無機質製剤　スローフィー（錠），フェログラデュメット（錠），アスパラK（錠），スローケー（錠）
- ●タンパクアミノ酸製剤　リーバクト（顆粒）
- ●肝臓疾患用剤　プロヘパール（錠），チオラ（錠）
- ●解毒剤　グルタイド（細粒）
- ●酵素製剤　ダーゼン（錠）
- ●他に分類されない代謝性医薬品　アデホス（錠・顆粒），イソプリノシン（錠）
- ●アルキル化剤　エンドキサンP（錠），エスキノン（錠）
- ●代謝拮抗剤　メソトレキセート（錠），ミフロール（錠），フトラフールE（錠・顆粒），5-FU（錠），ユーエフティーE（顆粒）
- ●その他の腫瘍用剤　カソデックス（錠），オダイン（錠）
- ●刺激療法剤　リマチル（錠）
- ●その他のアレルギー用剤　ドメナン（錠）
- ●主としてグラム陰性菌に作用するもの　硫酸ポリミキシンB（錠）
- ●主としてグラム陽性菌・陰性菌に作用するもの　パラシリン（錠），L-ケフレックス（顆粒），オーグメンチン（錠），オーグメンチンS（錠）
- ●抗結核剤　ツベルミン（錠），エサンブトール（錠）
- ●モルヒネ系製剤　MSコンチン（錠）

胃食道逆流は,投与速度や体位も関係する。経腸栄養剤を投与している間は,上半身を30°以上に起こすことが基本である。また投与速度が速すぎる場合や,胃内の残存が多い場合も逆流をきたしやすい。近年,固形化・半固形化栄養剤が胃食道逆流に有用との報告もあるが,エビデンスとして確立されるまでには至っていない。胃食道逆流を予防する確実な対策法は,十二指腸～空腸へのアクセスとすることである。

チューブの閉塞は,経腸栄養剤のタンパク質が変性してプラークを形成して起きる場合や,薬剤が閉塞の原因となる場合がある。閉塞しやすい薬剤リストも参照されたい(表3-15)[18]。

また,PEGの管理において,スキントラブルへの対応は重要である。肉芽や漏れ,瘻孔周囲炎には,早期の適切な対応が重要である。

2)消化器系合併症とその対策

消化器系の合併症には,①嘔気・嘔吐,②腹部膨満感,③下痢,④便秘,があり,経腸栄養の合併症のなかでも頻度の高いものである。

消化器症状は,経腸栄養に関する場合と,経腸栄養に関係のない場合とがある。後者では,基礎疾患や長期の絶食により消化吸収機能が低下している場合や,消化器系の感染症をきたしている場合などがあげられる。

経腸栄養に関する要因としては,経腸栄養剤の組成に関するもの,投与速度に関するものなどがある(表3-16)。成分栄養剤のように1 kcal/mLとした場合に浸透圧の高い製剤は浸透圧性下痢をきたしやすく,最初は0.5 kcal/mLの薄い濃度から緩徐に投与することが推奨される。しかし通常の半消化態栄養剤は高浸透圧ではない。まずは投与速度を考えてみることが基本的な対応である。

一方,便秘をきたす場合もある。食物繊維欠乏も要因となるが,腸管運動の減弱などが要因となっている

表3-16 消化器系合併症の要因

1.投与方法に関する要因
・不適切な投与速度によるもの
・経腸栄養剤の汚染
2.経腸栄養剤の組成に関する要因
・浸透圧
・乳糖不耐
・食物繊維の不足
3.病態に関する要因
・患者の病態
・消化管機能

こともあり，薬剤による排便コントロールが必要な場合もある。

また，経腸栄養剤の汚染も消化器症状の要因となるため，注意が必要である。経腸栄養剤をバッグやイルリガートルの容器に移した後は，8時間以内に投与を終えることが原則である。ただし，RTH（ready to hung）製剤の場合は無菌状態が保たれており，24時間以内の投与が可能である[19]。

乳糖不耐症や食事アレルギーが原因で消化器症状をきたす場合もあり，これらの既往のある場合には，経腸栄養剤の組成をよく確認して選択する。

3）代謝性合併症とその対策

代謝性合併症には，①脱水，②電解質異常，③高血糖，④微量元素欠乏，⑤ビタミン欠乏，などがある。

経腸栄養剤の水分量は静脈栄養の場合とは異なり，1,000 mL 投与した場合の水分量は 1,000 mL ではなく，通常，全体の 75〜85％程度の水分が含有されている。したがって，水分の必要量を算出し，不足分は添加する必要がある。また市販の経腸栄養剤の場合，Na や K さらには Cl などの含有量は少なめに調整されている。血中電解質のモニタリングが重要である。

液状の経腸栄養剤は，固形のものに比べて胃での貯留が少なく，消化管の通過時間も短い。したがって，高血糖をきたしやすい性状である。高血糖をきたす場合には，投与速度や用いる製剤の見直しが必要である。

医薬品の経腸栄養剤には，微量元素の必要量を充足しない場合があるので注意が必要である。これには血清レベルのモニタリングが有用であるが，セレンのように血中濃度の測定が保険診療の算定外のものもある。まずは，使用する製剤の微量元素の含有量について確認することが重要である。また，成分栄養剤のように極めて低脂肪の製剤では，必須脂肪酸欠乏や脂溶性ビタミンの欠乏症をきたすことがある。成分栄養剤単独で栄養管理する場合は，脂肪乳剤の併用が必須である。

4. 静脈栄養法

(1) 静脈栄養の適応と禁忌

　静脈栄養の適応は，腸が使えずに経腸栄養が禁忌となる場合や，経腸栄養のみでは十分なエネルギー補給ができない場合である。これには，表3-17のような病態があげられる[1]。

　重症例では，呼吸循環状態が安定するまでは静脈栄養が基本となる。腹膜炎や活動性の消化管出血を認める場合も静脈栄養を選択する。腸管の高度狭窄による通過障害や完全腸閉塞では，経腸栄養は禁忌であり，静脈栄養の適応となる。

　吸収不良症候群は経腸栄養のよい適応疾患であるが，消化吸収機能が著しく低下した場合や，高度の栄養障害を認める場合には静脈栄養のほうが効果的な場合が多い[10,15]。

　いずれの疾患においても，「腸が機能している場合は腸を使う」のが原則であり，静脈栄養を施行した場合も，早期に経腸栄養に移行するか，経腸栄養を併用することを考慮すべきである。漫然と静脈栄養を継続することは慎まなければならない。

(2) 投与方法

　静脈栄養には，末梢静脈栄養 (peripheral parenteral nutrition：PPN) と，中心静脈栄養 (total parenteral nutrition：TPN) とがある。intravenous hyperalimentation (IVH) という用語も用いられるが，TPNが正しい。

　TPNは中心静脈ライン (CVライン) を挿入して静脈栄養を施行する方法であり，一般的には2週間以上の静脈栄養を施行する症例に選択する。CVライン挿

表3-17　静脈栄養の適応

・消化管の機能不全
・消化管が利用できない場合
　　腸閉塞
　　腹膜炎
　　難治性嘔吐
　　重症下痢
　　ハイアウトプット腸管皮膚瘻
　　短腸症候群
　　重症吸収障害
・腸管の安静が必要な場合

入には偶発症のリスクもあるが、必要エネルギーを確実に補給することが可能であり、極めて有用性が高い。TPN用のキット製剤では、浸透圧比で4〜7と高くなっている。

一方、2週間以内の静脈栄養ではPPNが適応となる。PPNでもアミノ酸、ブドウ糖、脂肪乳剤の投与が可能であり、経口摂取のみでは必要エネルギーが充足できない場合や、周術期の管理にも広く用いられる。1日1,000 kcal以上のエネルギー補給が可能であり、アミノ酸量はほぼ必要量を投与することができる。しかし、末梢静脈から高張の栄養輸液製剤を投与すると静脈炎をきたしやすい。一般的には、浸透圧比で3、ブドウ糖濃度で10％程度が限界である。さらに高濃度の栄養輸液を施行する場合には、CVラインが必要である。

1）末梢静脈栄養（PPN）法の実際

ⓐ **手技について**　末梢静脈からの栄養補給は簡便で、手技も容易である。前腕や下腿の静脈を穿刺するので、中心静脈穿刺の際に生じるような気胸など穿刺時の合併症がない。しかし、末梢静脈は中心静脈に比べて細い。そのため、高浸透圧の溶液を注入すると、静脈炎をきたす。末梢静脈から投与可能な輸液の浸透圧は700 mmOsm/kg以下、浸透圧比で3以下となっている。

ⓑ **輸液製剤について**　末梢静脈から、ブドウ糖、アミノ酸、脂肪、電解質などの投与が可能である。現在、末梢静脈栄養に広く用いられている製剤として、ブドウ糖、アミノ酸、電解質にビタミンB_1が添加された製剤がある（図3-11）。これは、アミノ酸・ビタミンB_1加総合電解質液と呼ばれる栄養輸液剤で、パリセーフ点滴静注用、ビーフリード点滴静注用、アミグランド点滴静注用の3種類が市販されている。いずれも100 mL中に7.5 gのブドウ糖

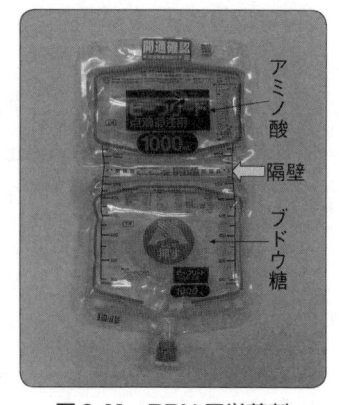

図3-11　PPN用栄養剤

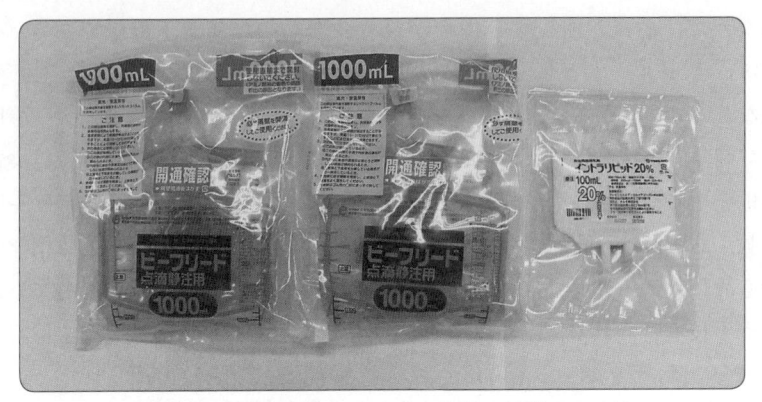

図3-12 末梢静脈から最大限の栄養を補給するには
ビーフリード2本+イントラリピッド1本投与すると，総カロリー1,040 kcal，三大栄養素+ビタミン B_1 が補給できる。

を含み，総遊離アミノ酸濃度は3％(w/v％)，100 mL中のエネルギーは42 kcalとなる。これらの製剤は，通常は2,000 mLで840 kcal，アミノ酸60gの投与量となる。脂肪乳剤であるイントラリポス，イントラファット，イントラリピッドには10％の製剤と20％の製剤があり，20％100 mLの製剤であれば200 kcal，20％250 mLであれば500 kcalとなっている。したがって，アミノ酸・ビタミン B_1 加総合電解質液に脂肪乳剤を併用すれば，1日1,000～1,300 kcalが投与できる（図3-12)[14]。

ビーフリードなどのアミノ酸・ビタミン B_1 加総合電解質液は，いずれもNPC/Nが64と低くなっており，電解質も必要量が添加されている。したがって，腎機能に障害がある場合や電解質異常での使用には注意を要する。

近年，PPNにおいても，ビタミン B_1 の不足によりウェルニッケ（Wernicke）脳症をきたした症例が報告されている[20-22]。したがって，TPNのみならず，PPNでもビタミン B_1 を添加することが必須となっている。

2）中心静脈栄養法（TPN）の実際

(a) **手技について**　TPNでは，中心静脈栄養ライン（CVライン）が必要である。中心静脈への穿刺ルートとしてよく用いられるのは内頸静脈，鎖骨下静脈，大腿静脈である。上腕静脈や腋窩静脈を穿刺する方法もある。こ

のなかで,感染,血栓性合併症が最も少ないのは鎖骨下静脈であり(表3-18),栄養ルートとしては第一選択として推奨されている[23]。しかし,気胸などのリスクから,内頸静脈を穿刺することも多くなっている。大腿静脈の穿刺は,手技としては比較的容易であるが,カテーテル留置に伴う感染性合併症や血栓性合併症が多いという欠点がある。近年では,尺側皮静脈や肘静脈,あるいは上腕静脈を穿刺して上大静脈へとラインを挿入する末梢穿刺中心静脈カテーテル(peripherally inserted central venous catheter : PICC)という手技も行われる(図3-13)。また,在宅などで長期に静脈栄養を施行する場合には,CVポートも有用である。

TPNでは,インラインフィルターを使用し,感染や異物の混入を予防する。しかし,現在,市販されているフィルターの孔は0.22μmであり,脂肪

表3-18 CVライン留置方法の選択基準

	鎖骨下静脈	内頸静脈	上腕静脈	腋窩静脈	大腿静脈
穿刺時合併症	++	+	+	+	++
感染性合併症	+	++	+	+	+++
血栓性静脈炎	+	+	++	+	++
選択順位	1	2	3	4	5

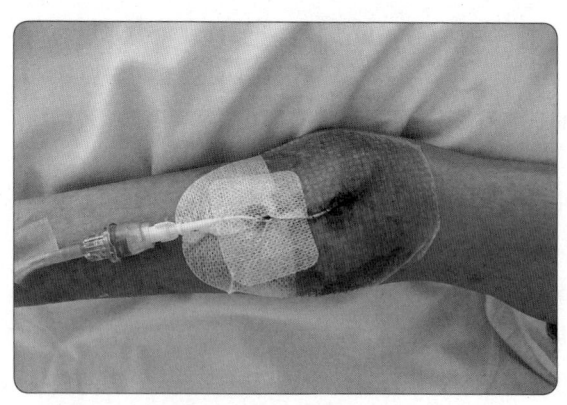

ヨーロッパ静脈経腸栄養学会(ESPEN)2007 より

図3-13 末梢穿刺中心静脈カテーテル(PICC)

乳剤の脂肪粒子は通常の 0.22 μm のフィルターを通過しないことに注意する[24]。

(b) **製剤について**　中心静脈からの輸液栄養剤としては，高カロリー輸液用基本液，アミノ酸製剤，脂肪乳剤，総合ビタミン剤，微量元素製剤がある。また，中心静脈栄養に用いるキット製剤にはアミノトリパ1号，アミノトリパ2号，ピーエヌツイン1号，ピーエヌツイン2号，ピーエヌツイン3号，ユニカリックL，ユニカリックNなどがある。さらに，脂肪乳剤も含まれた all-in one bag 製剤ミキシッドもある（図3-14）。

現在，ビタミンの入れ忘れによる重篤な合併症を予防するために，総合ビタミン入りの製剤が広く用いられるようになっている。これには，フルカリック1号，フルカリック2号，フルカリック3号とネオパレン1号，ネオパレン2号とがある。これらの製剤には亜鉛のみは含まれており，微量元素製剤は添加する。さらに近年，ビタミンのみならず微量元素も含有されたエルネオパ1号輸液，エルネオパ2号輸液も市販されている（図3-15）。しかしながら，わが国の微量元素製剤にはセレンが含有されていないという問題点がある。

一方，腎不全患者には，腎不全用のアミノ酸製剤であるキドミンやネオアミユーを処方することができる（図3-16）。通常，TPN用のキット製剤は

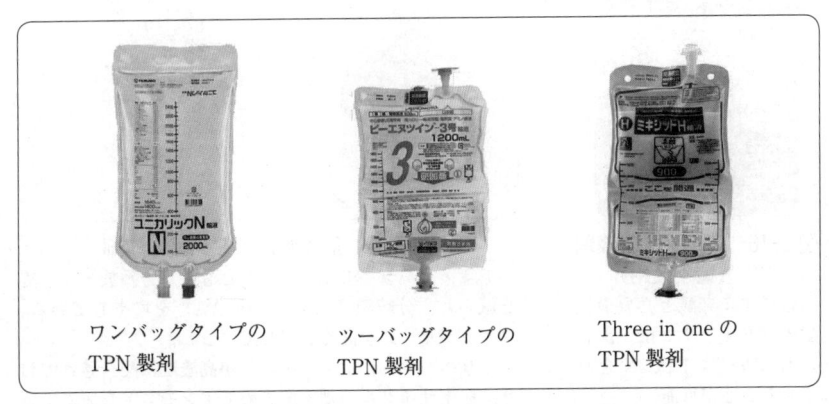

ワンバッグタイプの TPN 製剤　　ツーバッグタイプの TPN 製剤　　Three in one の TPN 製剤

図3-14　中心静脈栄養に用いるキット製剤

NPC/N が 150 程度に設定されているが，保存期の腎不全では NPC/N を 300～500 に設定する。そのため，通常のキット製剤は使用しにくい。しかし透析期となれば，N を極端に制限する必要はない。また，必須アミノ酸だけでなく，非必須アミノ酸も十分量が必要となり，通常のアミノ酸組成が望ましい。

ネオパレン1号　　　フルカリック1号　　　エルネオパ1号

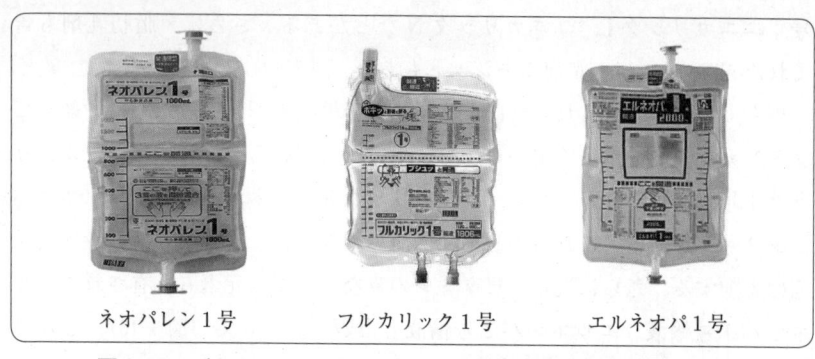

図3-15　ビタミン，またはビタミン＋微量元素含有の TPN 製剤

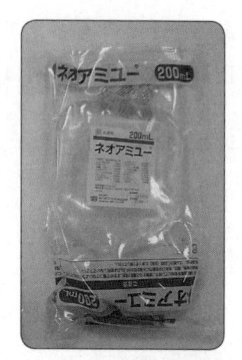

図3-16　アミノ酸輸液剤（腎不全用）

必須アミノ酸と必要最低限の非必須アミノ酸が配合されている。NPC/N を高くすることが可能。

アミノレバン　　　モリヘパミン

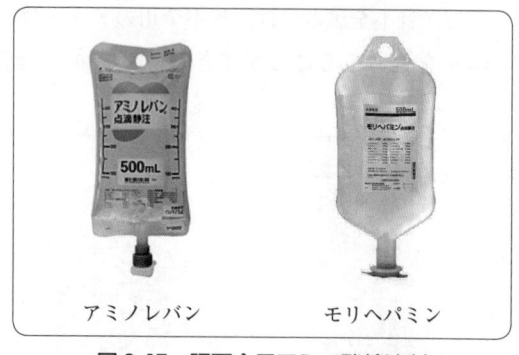

図3-17　肝不全用アミノ酸輸液剤

アミノレバン，モリヘパミンともに，芳香族アミノ酸を減らし，分岐鎖アミノ酸（BCAA）を増やしている。フィッシャー比を高く設定している。

モリヘパミンにはアルギニンが高濃度に配合されており，尿素サイクルの効率を高めてアンモニアを尿素に変換する作用がある。

慢性の肝不全では，分岐鎖アミノ酸（branched chain amino acids：BCAA）を豊富に含むアミノレバンやモリヘパミンが使用でき，肝性脳症の改善効果が期待できる（図3-17）。

（3）静脈栄養の合併症とその対策
1）カテーテルに関連した合併症

カテーテルに関連した合併症は，①カテーテル挿入時の合併症，②機械的な合併症，③感染性合併症，に分けることができる（表3-19)[20]。鎖骨下静脈穿刺時に最も頻度の高い合併症は，カテーテル先端位置異常である。カテーテル先端が，鎖骨下静脈から内頸静脈へと進んでしまうことは，時に経験する。鎖骨下静脈挿入時の合併症としての気胸や動脈穿刺はまれに経験することがある。乳糜胸，血胸，神経損傷などの合併症は頻度の高い合併症ではないが，いったん発症すると，対応に難渋することも少なくない。これらの合併症対策として，超音波ガイド下のカテーテル挿入は有用である[14]。

カテーテルに関連した機械的合併症には，静脈炎や血栓症，カテーテルの閉塞や破損などがあげられる（表3-20）。炎症性疾患で凝固系が亢進した場合などでは，上大静脈や下大静脈に血栓を生じることがある。大腿静脈，特に左大腿静脈のCVラインでは，血栓症のリスクが高いことが知られている。静脈血栓症からさらに肺梗塞をきたすこともあり，常に注意が必要である。

TPN の感染性合併症には敗血

表3-19　静脈栄養の合併症

1．中心静脈栄養
A．機械的合併症
気胸
不整脈
動脈穿刺
空気塞栓
カテーテル位置異常
カテーテル閉塞
カテーテル熱・敗血症
B．代謝性合併症
高血糖・高浸透圧性非ケトン性昏睡
肝機能障害
消化管萎縮
酸塩基平衡異常
電解質異常
低ナトリウム血症・浮腫
2．末梢静脈栄養
静脈炎

表 3-20　CV カテーテルに関連した合併症

1．カテーテル挿入時の合併症
　気胸，動脈穿刺，血胸，乳糜胸，空気塞栓，神経損傷など
2．機械的合併症
　カテーテル先端位置異常，静脈炎，血栓症，カテーテル閉塞，カテーテル破損など
3．感染症
　カテーテル挿入部の感染，皮下トンネルの感染，コロニー形成，菌血症，敗血症，眼内炎など

症などがあるが，これには静脈投与する際の栄養輸液に菌が混注して感染する場合，カテーテル挿入部や皮下トンネルから感染をきたす場合がある。挿入時の高度バリアプレコーションは，感染のリスクを低下することが報告されている。①手洗い，②滅菌されたガウン，帽子，マスクの着用，③滅菌手袋の使用，④清潔な部屋での操作，などにより感染を予防する[25,26]。また，カテーテル挿入部の消毒やドレッシングについては，厚生労働省からもガイドラインが示されている[23]。

2）代謝性合併症

代謝性合併症には，高血糖や低血糖，電解質異常などがある。なかでも，非ケトン性高浸透圧性昏睡は死亡率も高く，重篤な合併症である。TPN を必要とするような症例では，手術侵襲や感染症などによりインスリン感受性が低下した病態もあり，ブドウ糖の投与速度が，5 mg/kg/min（侵襲時には 4 mg/kg/min）を超えないように設定する。

Van den Berghe らにより提唱された強化インスリン療法（intensive insulin therapy）[27] は，ICU における TPN では 110 mg/dL 以下という厳格な血糖管理とする治療法である。感染性合併症が減少し，在院日数や死亡率の低下にもつながるとされた。しかし一方で，低血糖が問題となった。現在では，少し緩やかな基準として，血糖 150 mg/dL 以下程度の管理が一般的である[28]。

電解質異常も頻度が高く，モニタリングが必要である（表 3-21）。また，高トリグリセリド血症や高窒素血症などをきたした場合には，エネルギーや

表 3-21 静脈栄養の代謝性合併症・消化器合併症

代謝性合併症
1．高血糖，低血糖
2．電解質異常（ナトリウム，カリウム，リン，マグネシウム等）
3．腎前性高窒素血症
4．酸塩基平衡の異常
5．高トリグリセリド血症
6．Re-feeding 症候群
消化器合併症
1．消化管粘膜の萎縮
2．胆汁うっ滞
3．脂肪肝
4．胆石・胆嚢炎
5．胃炎・胃潰瘍

アミノ酸の投与量，水分量などを見直すことが大切である。

ビタミンや微量元素の添加は必須である。なかでも，ビタミン B_1 の不足は乳酸アシドーシスやウェルニッケ脳症の重篤な合併症を招くことから，施行時より必ず添加する。静脈栄養施行時のビタミン B_1 は，1日3mgが必要とされている。また，長期の TPN 管理では，セレン欠乏に留意する必要がある。

3）消化器系合併症

TPN の消化器系合併症で頻度の高いのは，胆汁うっ滞や脂肪肝による肝機能異常である。投与エネルギー，特にブドウ糖の投与量が過剰な場合には高頻度にみられる合併症であり，必ずしも overfeeding でなくても肝機能障害は起こりうる。対策としては，脂肪乳剤の投与や経腸栄養の併用などを考慮する。また，胆石症も生じやすくなるので注意する。

5．おわりに

経腸栄養，静脈栄養は，いずれも極めて有用な栄養法である。近年，静脈

栄養に比べて,経腸栄養が偏重される傾向があるが,これは正しくない。経腸栄養,静脈栄養が正しく施行できて,はじめて適切な栄養管理が実践できるのである。また,十分な栄養効果を得るには,病態に応じた栄養法の選択,適切な投与量や投与方法,製剤の選択,十分なモニタリングが必須である。これらを誤ると,十分な栄養効果が得られないだけでなく,合併症を招く結果になってしまう。経腸栄養,静脈栄養には,各々の利点・欠点もある。これらを十分に理解することは,NST (nutrition support team) のスタッフのみならず,ベッドサイドで栄養管理にあたるすべての医療人に必須である。

文 献

1) ASPEN Board of Directors and the Clinical Guidelines Task Force: Guidelines for use of parenteral and enteral nutrition in adult and pediatric patients. JPEN 2002 ; 26 (Suppl.1).
2) 馬場忠雄,佐々木雅也:Bacterial translocation の基礎と臨床. 日本消化器病学会雑誌 2003 ; 100 ; 957-964.
3) 佐々木雅也:経腸栄養の適応. 内科領域. 臨床栄養別冊 JCN セレクト 1 ワンステップアップ経腸栄養(井上善文,雨海照祥,佐々木雅也監). 医歯薬出版, 2010 ; p.1-5.
4) 急性膵炎診療ガイドライン 2010 改訂出版委員会(編):急性膵炎診療ガイドライン 2010(第 3 版). 金原出版, 2010.
5) Marik P.E. and Zaloga G.P.: Meta-analysis of parenteral nutrition versus enteral nutrition on patients with acute pancreatitis. BMJ 2004 ; 328 ; 1407-1412.
6) Al-Omran M., Groof A. and Wilke D.: Enteral versus parenteral nutrition for acute pancreatitis. Cochrane Database Syst Rev 2003 ; (1) ; CD002837.
7) Zachos M., Tondeur M. and Griffith A.M.: Enteral nutritional therapy for induction of remission in Crohn's disease. Cochrane Database Syst Rev 2007 ; (1) ; CD000542.
8) Takagi S., Utsunomiya K., Kuriyama S. et al.: Effectiveness of an 'half elemental diet' as maintenance therapy for Crohn's disease: A randomized-controlled trial. Aliment Pharmacol Ther 2006 ; 24 ; 1333-1340.
9) 松本誉之:潰瘍性大腸炎・クローン病治療平成 20 年度改訂案. 難治性炎症

性腸管障害に関する調査研究班平成 20 年度研究報告書別冊. 2010.
10) 佐々木雅也:各種疾患,病態における静脈・経腸栄養の実際. 吸収不良症候群. 日本臨牀増刊号静脈・経腸栄養 (第 3 版). 2010, p.344-348.
11) Heyland D.K.: Should immunonutrition become routine in critically ill patients? JAMA 2001 ; 286 ; 22.
12) ASPEN committee: Consensus recommendations from the US summit on immune-enhancing enteral therapy. JPEN 2001 ; 26(Suppl.) ; S61-S62.
13) 加藤章信, 鈴木一幸:主要疾患の栄養管理. 肝疾患. 病態栄養専門医テキスト (日本病態栄養学会編). 2009, p.114-125.
14) 佐々木雅也:はじめてのベッドサイド栄養管理. 文光堂, 2010.
15) 佐々木雅也:吸収不良症候群. 今日の治療指針 2010 (山口 徹ほか編). 医学書院, 2010, p.403-404.
16) Angelillo V.A., Bedi S., Durfee D. et al.: Effects of low and high carbohydrate feedings in ambulatory patients with chronic obstructive pulmonary disease and chronic hypercapnia. Ann Intern Med 1985 ; 103 ; 883-885.
17) Singer P., Theilla M., Fisher H. et al.: Benefit of an eneral diet enriched with eicosapentaenoic acid and gamma-linoleic acid in ventilated patients with acute lung injury. Crit Care Med 2006 ; 34 ; 1033-1038.
18) 生野芳博:併用薬剤の種類と注入時の注意点. PEG (胃瘻) 栄養 (関西 PEG・栄養研究会編). フジメディカル出版, 2009, p.72-77.
19) Wagner D.R., Elmore M.F. and Knoll D.M.: Evaluation of "Closed" vs "Open" systems for the delivery of peptide-based enteral nutrition. JPEN 1994 ; 18 ; 453-457.
20) 小山 聡, 飯田康人, 森田一豊ほか:末梢補液中に生じた Wernicke 脳症の 1 例. 神経内科 2000 ; 52 ; 425-428.
21) 山本人至, 糸川さおり, 山本敏正ほか:胃全摘後, 長時間経過してから発症した Wernicke 脳症の 1 例. 神経内科 2004 ; 60 ; 285-289.
22) 岩瀬和裕, 保木昌徳, 位藤俊一ほか:胃切除術状態での末梢静脈栄養中に発症した Wernicke 脳症の 1 例. 日本外科系連合学会誌 2005 ; 30 ; 714-715.
23) 荒川宣親ほか:医療機関における院内感染対策マニュアル作成のための手引き (案) 平成 18 年度厚生労働科学研究費補助金「薬剤耐性菌等に関する研究」. http://www.nih-janis.jp/manuduction2/ver_5.0 070904.pdf
24) 井上善文: TPN レクチャー. 南江堂, 2004.
25) Read I.I., Hohn D.C., Gibreath B.J. et al.: Prevention of central venous

catheter related infections by using maximum sterile precaution during insertion. Infect Control Hosp Epidemiol 1994 ; 15 ; 231-238.
26) Mermel L.A., Mc Vomick R.D., Spingman S.R. et al. : The pathogenesis and epidemiology of catheter related infection with pulmonary artery Swan Gantz catheters: a prospective study utilizing molecular subtyping. Am J Med 1991 ; 91 ; 197s-205s.
27) Van den Berghe G., Wouters P., Weekers F. et al. : Intensive insulin therapy in critically ill patients: N Engl J Med 2001 ; 345 ; 1359-1367.
28) McClave S.A., Martindale R.G., Vanek V.W. et al. : Guidelines for the provision and assessment of nutrition support therapy in the adult critically ill patients: Society of critical care medicine (SCCM) and American Society for Parenteral and Enteral Nutrition (ASPEN). JPEN 2009 ; 33 ; 277-316.

参考図書

1．佐々木雅也（著）：はじめてのベッドサイド栄養管理．文光堂，2101．
2．佐々木雅也（編）：ナース，介護スタッフ，管理栄養士のための栄養管理これだけマスター．メディカ出版，2009．
3．佐々木雅也，幣　憲一郎（編）：経腸栄養剤ハンドブックA to Z．南江堂，2009．
4．井上善文，足立香代子（編）：経腸栄養剤の種類と選択．フジメディカル出版，2009．
5．井上善文（著）：TPNレクチャー．南江堂，2004．
6．井上善文，雨海照祥，佐々木雅也（編）：臨床栄養別冊JCNセレクトシリーズ．医歯薬出版，2010．
　1）経腸栄養
　2）栄養アセスメント基礎編
　3）栄養アセスメント臨床編
　4）静脈栄養

第4章

食事指導による臨床栄養管理法

幣　憲一郎

1. はじめに

　食事療法を中心とする臨床栄養管理は，各種疾病治療の根幹をなし，生命の維持，健康管理の視点のみならず，薬物療法などの治療効果を最大限に得るためにも必須の治療法と考えられている。そこで行われる栄養（食事）指導の役割は，患者に対して食品や料理についての栄養学的な知識を伝えるばかりではなく，療養指導に必要となる技術を会得させ，行動変容を促すために実施されるもので，種々の教育的技法が用いられる。特に栄養（食事）指導の実践において重要となる点は，患者個々の食生活に関する情報収集（消化管機能，咀嚼・嚥下機能の評価，口腔内の状態等の確認），全身的な栄養状態の評価を含めた問題点の分析，さらには患者の嗜好を含めた QOL への配慮，社会的・経済的な情報などを含めた具体的な改善計画を作成することとされている。すなわち，これら一連の臨床栄養管理は栄養ケアマネージメント（スクリーニング，アセスメント，栄養管理計画，実施，再評価）の各手順（図4-1）に基づき実践されるが，「栄養管理計画」の"実施"，"再評価"の各段階で，栄養（食事）指導に基づく栄養教育（栄養関連情報の提供）が重要な意味をもつことになる。

　本章では，近年の各種栄養補給方法の進歩に伴う治療成績が著しく向上している点を踏まえて，より生理的な消化管（腸管）を使った栄養補給（治療

京都大学医学部附属病院疾患栄養治療部

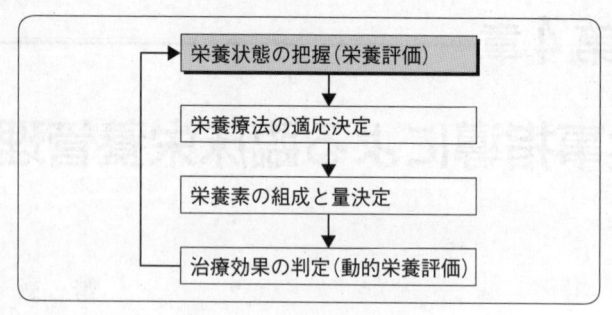

```
栄養状態の把握(栄養評価)
   ↓
栄養療法の適応決定
   ↓
栄養素の組成と量決定
   ↓
治療効果の判定(動的栄養評価)
```

図 4-1　栄養療法の実際

食)の重要性と経口的な臨床栄養管理法の基礎と栄養(食事)指導に基づく患者教育のポイントについて述べるとともに，臨床現場に定着しつつある Nutrition Support Team (NST) 活動の効果を上げるための栄養(食事)指導の位置付けについても述べてみたい．

2．食事療法の基本と食事指導の役割

　食事療法の主な役割は，①日常生活を送るために体に必要となる各種栄養素を補給すること，②基礎疾患に伴う代謝異常を是正し，血糖値，血清脂質，血圧などを良好に維持すること，③外科的処置に対する創傷治癒促進のための栄養素の補給，④基礎疾患に併発する合併症の予防，などがあげられるが，適切な食事療法の知識などを患者にわかりやすく提供することにより，さらなる治療効果が期待できることになる点を忘れてはならない．すなわち，食事療法の出来いかんによっては，薬物療法(や運動療法)に変更が加えられる場合も少なくなく，われわれ医療スタッフは，患者の自己管理への援助を行うことを主目的とし，栄養(食事)指導に基づく適切な情報提供と情報の選択，栄養教育を行う必要があることを忘れてはならない．
　一般的に適正なエネルギー量の設定には，年齢，性別，身長，身体活動量，身体的ストレスなどが加味され算出される場合が多いが，タンパク質，脂質，炭水化物，ビタミン，ミネラルなど各種栄養素は，基礎疾患に伴う代

謝異常等により必要栄養素の要求量が変化するため，各種栄養指標を活用し『日本人の食事摂取基準（2010年版）』[1]を元に，基礎疾患に伴う代謝異常等を考慮して柔軟かつ迅速に個別対応することが必要となる。基本的な各種栄養素の必要量が決定されれば，患者個々の咀嚼・嚥下機能，消化管の状態により主食・主菜・副菜の形態を選択することになるが，このような個別対応における情報収集にも栄養（食事）指導が重要な役割を果たすことになる。

3．各種栄養素のバランス的摂取方法と食事指導

食事療法は，体重管理や食事のバランス管理のみを目的としたものではなく，（特に糖尿病などを例にあげると）体重減少とは独立して空腹時血糖値やインスリン感受性を改善し，糖尿病合併症のリスクを低下させるとの報告もあることから[2]，内科領域では従来より栄養（食事）指導に基づく食事療法が活用され臨床応用されてきた。ただし，過度の摂取エネルギーの制限（very low-calorie diet：VLCD，表4-1）については，短期間の実践は可能であっても，長期間の継続において途中で脱落する症例を多く経験することがあり，栄養素の偏りから微量栄養素の欠乏を招くことにもつながるため，管理

表4-1 食事療法の種類と利点・欠点

	食事制限療法	低エネルギー療法 Low Calorie Diet	超低エネルギー療法 Very Low Calorie Diet
エネルギー量 （kg IBW/day） 1日当たり	20〜30 kcal 1,200〜1,800 kcal	10〜20 kcal 600〜1,200 kcal	10 kcal以下 600 kcal以下
体重減少効果	小さい，緩徐		大きい，急速
長期的治療	可能	可能	困難
治療方法	外来	主に外来	主に入院
栄養素バランス	容易	やや困難	困難，タンパク質確保
副作用	なし	ほとんどなし	多い
体重再増加	比較的少ない	しやすい	多い

栄養士の指導管理の下,実践を行うことが求められている。

多くの慢性疾患の治療は自己管理に依存する部分が多く,食事療法の出来いかんによっては治療効果にも差が出ることになる。特に食事療法では,これまでの生活の一部としての食習慣の見直しが必要となるばかりではなく,継続して実践できることが最終的な治療効果に大きな影響を与えることになるので,実際の指導にあたっては管理栄養士がガイドラインに基づき,食事指導を行うことが有用であるとの報告がある[3]。特に,個々人の生活習慣を尊重した個別対応の食事療法が必要であり,そのためには食生活の内容をはじめ,食事の嗜好や時間などの食習慣や身体活動量などをまず十分に聴取することが必要となる(図4-2)。特に高齢者や理解の不十分な患者には,実際の食品見本やフードモデルなどを用いて指導することが有用とされ,個別対応が一般的となっている。

例えば,欧米では患者教育を実践するにあたって,患者のQOLを重視した構造化された教育プログラム(Dose Adjustment for Normal Eating：DAFNE)プログラム[4]が展開されている。これは,「糖尿病という疾患に合わせた生活を送るのではなく,糖尿病を自分の生活に合わせる」ことを目的とし,食べることや日常生活のQOLに主眼を置き,「いかにして自分らしく血糖値を管理するか」を考えたもので,チームスタッフが行う種々のアドバイスもこの点に十分配慮されている点が重要であり,日本で行われている「間食や飲酒は止めましょう」といったネガティブな発想の栄養教育を見直す必要性が議論されているところである。

一方,近年になって,外科領域においても術前・術後の臨床栄養管理の実践に伴う栄養状態の改善により,術後の感染症が減少し,創傷治癒力が高まるなどなどの効果が確認されており,経静脈栄養法が主流であった治療から,経口栄養法を踏まえた積極的な栄養介入が行われるようになっている。また,がん患者等においては,化学療法等による副作用で食事が思うように摂取できていない場合も多く,栄養基準にとらわれることなく,個人の希望(アイスクリーム,デザート類など)を尊重して必要栄養量の確保に重点を置いた積極的な栄養管理が行われるようになり,治療効果を上げている。

3. 各種栄養素のバランス的摂取方法と食事指導　101

1. ID ＿＿＿＿＿, 氏名 ＿＿＿＿＿, 性別（男・女), 年齢 ＿＿＿歳
   身長 ＿＿＿cm, 体重 ＿＿＿kg
   ・最高体重：＿＿＿kg ＿＿＿歳時, 最低体重：＿＿＿kg ＿＿＿歳時
   ・罹病期間（　　　　　　　　　　　　　　　年前診断された）
   ・家族構成　□一人暮らし，□同居者有り（計＿＿名）

2. 栄養指導（食事療法の相談）を受けたことはありますか？　□有，□無

3. 食生活状況
   ・朝食は？（＿＿時＿＿分頃）
     □毎日食べる　□時々食べることがある　□ほとんど食べない
   ・昼食は？（＿＿時＿＿分頃）
     □毎日食べる　□時々抜くことがある　□ほとんど食べない
   ・夕食は？（＿＿時＿＿分頃）
     □毎日食べる　□時々抜くことがある　□ほとんど食べない
   ・間食は？（＿＿時＿＿分頃）
     □ほぼ毎日食べる　□時々食べないことがある　□ほとんど食べない
   ・外食をされますか？（いつの食事が多い）　□朝食　□昼食　□夕食　□しない
   ・普段の味付けは？　□濃い　□薄い　□普通　□塩辛い　□甘い　□甘辛い
   ・食事のとり方は？　□早食い　□ストレス食い
   ・過食傾向　□もったいない食い　□少食傾向
   ・アルコール？
     □飲む（＿＿回/週）　□飲まない　□以前は飲んでいた
     主な種類は？　□ビール　□焼酎　□日本酒　□ワイン　□その他
   ・コーヒー・紅茶は？
     □飲む（＿＿回/週）　□飲まない　□以前は飲んでいた
     □ブラック　□砂糖のみ　□フレッシュのみ　□両方入れる

・サプリメントは？
  □飲む　□飲まない　□以前は飲んでいたが止めた
  □ビタミン剤　□ミネラル剤　□ダイエット関連　□健康食品

4. 食習慣調査項目
   ・食行動　食事はよく噛んで食べていますか？　□はい　□いいえ
   　　　　　ゆっくり時間をかけて食べていますか？　□はい　□いいえ
   　　　　　食事の時間は規則正しいですか？　□はい　□いいえ
   　　　　　欠食することはありますか？　□はい　□いいえ
   　　　　　夜遅くに飲食しないようにしていますか？　□はい　□いいえ
   　　　　　食塩を多く含む食品は控えていますか？　□はい　□いいえ

5. タイムテーブルの確認
   （＿＿時）　　　　　　　　　　　　　　　　　　（＿＿時）
   起床　　　　　　　　　　　　　　　　　　　　　就寝

6. 身体状況の確認項目
   ・口腔　□嚥下障害（有・無）　□虫歯　□口内炎等による食欲低下
   　　　　□義歯の不適合による摂取量の低下　□嚥下障害（レベル確認：　　）
   ・消化器障害（有・無）　□胃腸状態の不良　□腹部膨満感
   ・味覚異常（有・無）
   ・下痢（有・無）（頻度：＿＿回/日，又は＿＿回/週）
   ・便秘（有・無）（頻度：＿＿回/日，又は＿＿回/週）
   ・皮膚，顔色などの観察（良い・悪い）
   ・浮腫（有・無）

図 4-2　食生活調査用紙（基本事項）

4. 経口的栄養補給（治療食）と食事（栄養）指導

入院時食事療養制度において「食事は医療の一環として提供されるべきものであり，それぞれの患者の病態に応じて必要とする栄養量が与えられ，食事の質の向上と患者サービスの改善をめざして行われるべきもの」と定義されている。病院において治療を目的として提供される食事は，"治療食"と総称され，大きく"常食（一般食，普通食）"と"特別食（治療食）"に分類され，これらの治療食は常食であってもエネルギー量等，各種栄養素は患者個々人の年齢，性別，身長・体重および原疾患を加味した内容に設定されている。

特別食は糖尿病食，腎臓病食などが代表とされるように，各疾患の病態に応じてエネルギー量，三大栄養素，各種微量栄養素の組成を調整し，直接的な疾患治療効果を目指す食事であり，栄養（食事）指導との組み合わせによって，治療効果が高まることから，栄養指導料加算の対象とされている（表4-2，治療食の分類，104頁参照）。ただし，前述したように"がん治療を目的とした食事"や"嚥下食"なども臨床的な治療効果は高く評価され，患者の日常生活におけるQOLを効果的に高めるものであり，患者からの栄養（食事）指導の依頼や要望も高い状況にあるが，現在のところ栄養食事指導料[注1]加算の対象となる食種には該当していないため，栄養（食事）指導は実施さ

[注1] **栄養食事指導料**：栄養食事指導料は，別に定める特別食を医師が必要と認めた者に対して，当該保険医療機関の管理栄養士が医師の指示に基づき，患者ごとにその生活条件，嗜好を勘案し，食品構成に基づく食事計画案または少なくとも数日間の具体的な献立を示した栄養食事指導箋を交付し，おおむね15分以上，療養のために必要な栄養の指導を行った場合に算定する。

特別食は，一般的な腎臓食，肝臓食，糖尿食，胃潰瘍食，貧血食，膵臓食，脂質異常症食，痛風食，フェニールケトン尿症食，心臓疾患および妊娠高血圧症候群等の患者に対する減塩食，十二指腸潰瘍の患者に対する潰瘍食，クローン病および潰瘍性大腸炎等により腸管の機能が低下している患者に対する低残渣食ならびに高度肥満症（BMI 35以上）の患者に対する治療食を含む。ただし，高血圧症の患者に対する減塩食（塩分総量6g未満）および小児食物アレルギー患者（9歳未満）に対する小児食物アレルギー食については，特別食に含まれる。

れているものの非加算として対応しなければならず，病院側の負担となっている現状もあり，今後の診療報酬の改定が期待されているところである。

5．実際の栄養投与量の決定方法と食事指導のポイント

各種栄養素必要量は，『日本人の食事摂取基準（2010年版）』に基づき，年齢，性別，（食）生活環境，身体活動量などを考慮して，必要エネルギー量ならびに各種必要栄養素量が決定される。ただし，基礎疾患（代謝亢進をきたす可能性のある疾患；甲状腺機能亢進症，悪性腫瘍，心不全，炎症性疾患など。代謝低下をきたす可能性のある疾患；甲状腺機能低下症，神経性食思不振症，吸収不良症候群など）をもち栄養状態に問題を抱えている場合や手術・感染症等による代謝亢進，消化器症状などが存在する場合は，栄養投与量の決定に大きく影響するため，平常時とは異なる栄養障害のリスクを回避するようなエネルギー量ならびに各種栄養素の投与量を決定する必要がある。また，投与開始後も病状の改善状態を経時的に把握し，エネルギー量ならびに各種栄養素の投与量の再調整を行うことが必要となることから，入院時から外来時まで継続した栄養（食事）指導の実施が求められている。

（1）投与エネルギー量の決定方法

一般的な栄養（食事）指導において，最も基本的な指導項目となるのが，エネルギー量の調整である。健常人を含めて，下記に示す〈方法1〉に基づき，投与エネルギー量が決定されることが一般的であり，各栄養素のバランスは，決定された投与エネルギー比率に基づき，50〜60％を炭水化物，15〜20％（標準体重1kg当たり1.0〜1.2g）をタンパク質，20〜25％を脂質で調整することが基本とされ，世界的にもこの比率が理想とされている。

〈方法1〉
投与エネルギー量(kcal/day) = 身体活動量*(kcal/kg) × 標準（目標）体重(kg)
〔*身体活動の目安，①やや低い（デスクワーク中心・主婦）：25〜30 kcal/kg，②適度（立ち仕事が多い職業）：30〜35 kcal/kg，③高い（力仕事の多い職業）：35〜 kcal/kg〕

表 4-2 治療食の分類〔平成 22（2010）年 4 月 1 日現在〕注2

区分	食種名	適応症および食種	
		加 算 食 注1	非 加 算 食
一般治療食	1. 常食		特殊な食事療法を必要としない常食
	2. 軟食		特殊な食事療法を必要としない三・五・七・全がゆなどすべての軟食
	3. 流動食		特殊な食事療法を必要としない流動食
特別治療食	4. 口腔・咽頭・食道疾患食		口内炎、舌炎、食道炎、食道潰瘍、食道がんなど骨折、食道がん、舌がん、上下顎がん、上下顎骨折
	5. 胃・腸疾患食	胃・十二指腸潰瘍、クローン病および潰瘍性大腸炎等の低残渣食	胃がん、その他がん関係、便秘症、その他大腸疾患など
	6. 肝・胆疾患食	急性・慢性肝炎、肝硬変、ウイルソン病、閉塞性黄疸（胆石症・胆嚢炎によるものを含む）	肝がんなど
	7. 膵臓疾患食	急性・慢性膵炎	膵がんなど
	8. 心臓疾患食	心臓疾患（食塩 6g/日未満）	その他の心疾患
	9. 高血圧症食		高血圧症、その他の高血圧症疾患
	10. 腎臓疾患食	急性・慢性腎炎、急性・慢性腎不全、ネフローゼ症候群	
	11. 貧血症食	血中ヘモグロビン濃度 10g/dL 以下で鉄欠乏に由来する時	白血病、血友病、紫斑病、悪性腫瘍など
	12. 糖尿病食	糖尿病	
	13. 肥満症食	高度肥満症（肥満度＋70％以上または BMI≧35 以上）は脂質異常症に準ず	肥満症
	14. 脂質異常症食	脂質異常症 LDL-C 値 140 mg/dL 以上、HDL-C 値 40 mg/dL 未満もしくは中性脂肪値 150mg/dL 以上	その他の脂質異常症
	15. 痛風食	痛風	高尿酸血症

	16. 先天性代謝異常症食	フェニールケトン尿症,メープルシロップ尿症,ホモシスチン尿症,ヒスチジン血症,ガラクトース血症,楓糖尿症	その他の先天性代謝異常疾患
	17. 妊娠高血圧症候群食	妊娠高血圧症候群(食塩6g/日未満)	その他の妊娠高血圧症候群
	18. アレルギー食		食事性アレルギー症
	19. 食欲不振症		悪性腫瘍,神経性食思不振症,放射線宿酔食など
特別治療食	20. 治療乳	乳児栄養障害症(直接調整する酸乳・バター穀粉乳など)	
	21. 術後食	侵襲の大きな消化管手術後(食道・胃・腸など)	各種疾患の術後食
	22. 検査食	潜血食,大腸X線検査,内視鏡検査食のため残渣の少ない調理済食品を使用した場合も含む	各種検査食(ヨード制限,ミネラル定量テスト,レニンテスト,乾燥食,その他)
	23. 無菌食	無菌治療室管理加算を算定している場合	白血病,免疫不全症,再生不良性貧血,無顆粒球症など
	24. 経管栄養食		経管栄養(1kcal/g程度の熱量を有する濃厚流動食)
	25. 濃厚流動食		濃厚流動食
	26. 乳児期食		乳児期(調乳が大部分を占める時期)
	27. 離乳期食		離乳期(離乳食が大部分を占める時期)
	28. 幼児期食		就学前の幼児期
	29. その他		特定栄養素の付加あるいは制限を必要とする疾患,上記に属さない疾患

註1:加算の対象となる特別食は,疾病治療の直接手段として,医師の発行する食事箋に基づいて提供される患者の年齢,病状等に対応した栄養量および内容を有する治療食,無菌食および特別な場合の検査食を言うのであり,治療食を除く乳児の人工栄養のための調乳,離乳食,幼児食等ならびに治療食のうちで単なる流動食および軟食は除かれる。なお,高血圧症の患者に対する減塩食(塩分の総量が6g/日未満のものに限る)および小児食物アレルギー食は,栄養食事指導の場合には特別食に含まれる。

註2:上記の分類は,平成22(2010)年4月版,社会保険・老人保健診療報酬[医科・点数表の解釈]厚生労働省保険局医療課,厚生労働省老人保健福祉局老人保健課編,指導管理等および食事療養を参照。

〈方法2〉

投与エネルギー量(kcal/day) = 基礎代謝量(basal energy expenditure：BEE)
× 活動係数(Activity Factor：AF) × ストレス係数(Stress Factor：SF)[5]

表4-3　活動係数（AF）

状　　態	係　数	適　　応
寝たきりの状態	1.0〜1.1	
ベット上安静	1.2	
ベット以外の活動が行える	1.3	1日1時間程度の歩行
低い（身体活動レベルⅠ）	1.5	1日2時間程度の歩行や立位での活動
普通（身体活動レベルⅡ）	1.75	1日2時間程度の歩行および筋肉活動
高い（身体活動レベルⅢ）	2	1日2時間程度の歩行および重い筋肉活動

表4-4　ストレス係数（SF）

状　　態	係　数	適　　応
・手術（術後3日間）		
軽度	1.2	胆嚢・総胆管切除、乳房切除
中等度	1.4	胃亜全摘、大腸切除
高度	1.6	胃全摘、胆管切除
・外傷		
骨折	1.35	
褥瘡	1.2〜1.6	
・感染症		
軽度	1.2〜1.5	流行性感冒など
重症	1.5〜1.8	敗血症など
・熱傷		
熱傷範囲10%ごとに0.2増加		
体表面積　〜20%	1.0〜1.5	
体表面積　21〜40%	1.5〜1.85	
・発熱		
36℃から1℃上昇ごとに0.2増加		
37℃	1.2	

また,〈方法2〉に基づき基礎代謝量(BEE)に,活動係数(AF)(表4-3)とストレス係数(SF)(表4-4)を乗じて,投与エネルギー量の算出を行うこともあるが,基礎代謝量は,「生命を維持するのに必要な生理的に最小のエネルギー代謝量」と定義されており,特に重篤な栄養不良患者や急性膵炎,悪性腫瘍などのエネルギー代謝に影響を及ぼす疾患を有する場合は,間接熱量計によるBEEの実測が推奨されている。しかし,実測が不可能な場合は,下記に示すHarris-Benedictの式[6]を用いて計算することが一般的となっている。

〈Harris-Benedictの式〉

男性 $BEE = 66.47 + 13.75 \times BW(kg) + 5.0 \times 身長(cm) - 6.75 \times 年齢(year)$
女性 $BEE = 655.1 + 9.56 \times BW(kg) + 1.85 \times 身長(cm) - 4.68 \times 年齢(year)$

ただし,どちらの方法において算出された投与エネルギー量であっても,投与後の患者の身体的状況のチェックを行い,投与エネルギー量の再調整の必要性を判断し,患者との情報連携を頻回に行う必要があり,この点でも栄養(食事)療法が重要となる。

エネルギー量調整時の注意点として,過剰な投与エネルギー量の設定が行われた場合は,肥満や脂肪肝を助長するので注意が必要であり,重度の障害をもつ患者の場合は,呼吸不全や人工呼吸器管理期間の延長につながることもあり,さらなる注意が必要である。特に長期低栄養状態に陥っていた患者へ,急激かつ急速な栄養補給(特に糖質)を行うことは,refeeding syndrome(主に低リン血症に影響される心不全,呼吸不全など)を呈し,死に至ることもあるので細心の注意が求められる。

(2) タンパク質投与量の決定方法

タンパク質は,骨格筋,内臓,血漿タンパク質など組織構成タンパク質やホルモンや酵素など機能性タンパク質として体内に存在し,生命活動維持に必須の栄養素である。しかし,体内での貯蔵形態をもたないため,摂取(投与)量が不足すると,主に筋タンパク質を分解して生命維持に必要なアミノ

酸を供給することになる。すなわち，創傷治癒遅延，感染症のリスク増大につながることになるため，毎日一定量のタンパク質補給が必須と考えられている。

① 必要エネルギー量の決定後，タンパク質必要量を体重当たりの1日量で決定し，（タンパク質量×4）でタンパク質エネルギー量を決定する。
② 健常人の場合の体重当たりの投与量は，0.8～1.0 g/kg/day が基本的な量であるが，基礎疾患に基づく代謝亢進状態や低栄養状態では，1.1～1.4 g/kg/day の間で初期投与量の設定が行われることが多い。

総タンパク質必要量＝（エネルギー必要量÷C/N*）×6.25
　*：エネルギー(C)/窒素(N)比が一般的に150～200になるように調整

③ 栄養評価として，Maroni の式[注2]を活用し，患者個々のタンパク質摂取量が適正量投与されているかの把握を行う必要がある。
④ 臨床でのタンパク質必要量は，タンパク質異化作用の程度と栄養摂取の妥当性を評価するためにも窒素出納[注3]によるチェックが望ましいとされている。
⑤ 窒素出納の目標値は1～3 g で，マイナスの場合は体タンパクの崩壊，プラスの場合は，筋肉形成での蓄積を意味する。

（3）脂質投与量の決定方法

脂質は各種栄養素中最大のエネルギー源となり，『日本人の食事摂取基準(2010年版)』[1]では日本人の体質，食生活などを考慮し，脂質エネルギー比率は一般成人で20～25％と設定されている。しかし，コレステロールや細胞膜の構成成分，生理活性物質の前駆体としても重要な役割を果たすことから，投与量以外にも脂質の種類の選択が重要となり，飽和脂肪酸（S）：一価

[注2] **Maroni の式**：タンパク質摂取量(g/day)＝[尿素窒素排泄量(g/day)＋0.031×その時点の体重(kg)]×6.25
[注3] **窒素出納**：窒素出納(g)＝[タンパク質摂取量(g)÷6.25]－[尿中尿素窒素(g/day)＋4(g)]

不飽和脂肪酸(M):多価不飽和脂肪酸(P)(SMP比)は3:4:3, n-6多価不飽和脂肪酸:n-3多価不飽和脂肪酸(n-6/n-3比)は4:1が推奨され,なかでも必須脂肪酸は,ヒトの成長・発育,身体機能調節にはなくてはならないものであり,一定量を摂取する必要がある。一方,動脈硬化性の疾患リスクが高い場合は,脂質摂取量の制限を加えることになるが,最低必要量として脂質エネルギー比率は13%程度と考えられている。

また,脂質代謝異常,脂肪吸収障害,消化管術後などや,感染や臓器障害がある場合は,肝臓での脂質の処理能力が低下し,利用効率も低下することから,脂質エネルギー比率は15～20%程度とする。中鎖脂肪酸を含む中鎖トリグリセリド(medium chain triglycerides:MCT)は,膵液分泌を刺激することなく速やかに分解,吸収,代謝されることから,膵炎や術後のエネルギー確保には有効である。

動脈硬化性疾患診療ガイドライン[7]で示されているように,いずれのカテゴリーにおいても食事療法などの生活指導が必須とされており,食事療法は段階的に行うことが推奨されている。

第1段階は総エネルギー,栄養素配分およびコレステロール摂取量の適正化をめざす。総エネルギー摂取量=標準体重×25～30 kcal(患者の活動度に応じる),栄養素配分は炭水化物60%,タンパク質15～20%,脂質20～25%,コレステロール摂取量は1日300 mg以下,食物繊維25 g以上,アルコール25 g以下とする。

高LDL-コレステロール血症が主徴となる患者には脂質由来エネルギー20%以下,コレステロール摂取量を1日200 mg以下,飽和脂肪酸:一価不飽和脂肪酸:多価不飽和脂肪酸の摂取比率=3:4:3程度と摂取脂質の種類に注意する。

高トリグリセリド(TG)血症を合併する場合は,禁酒,炭水化物由来エネルギーを総エネルギーの50%以下とし,単糖類制限も行う。血清TG値が1,000 mg/dL以上になりうるⅠ型・Ⅴ型高脂血症では,厳重な脂肪制限(15%以下)を行う。

以上を基本に栄養(食事)指導を行うことになるが,原則としては,高エ

ネルギー，高脂肪，高単純糖質という食生活の問題点を是正することに目標がある。具体的には，獣鳥肉より魚肉，大豆タンパク質の摂取量を増やす。動物性脂肪を少なくし，植物性・魚類性脂肪を多く摂取させる。また，食物繊維の多い食品や脂質摂取量の過剰に対して抗酸化作用のある物質を多く含む野菜，果物といった食品の摂取を心がけることを推奨している。また，総摂取エネルギーの制限（特に総脂肪摂取量と飽和脂肪酸の摂取制限）を行うと，インスリン抵抗性が改善し，血清 TG 値，血清総コレステロール値の低下，冠動脈疾患の進展予防が行えるが，脂質管理のみならず，血中ホモシステインの増加を防ぐ観点から，葉酸，ビタミン B_6，B_{12} を積極的に補給することに対しても同時に教育を行うことが必要とされている。

例外として，慢性閉塞性肺疾患（chronic obstructive pulmonary disease：COPD）ではエネルギー比率の約 50％を脂質で供給することが推奨されており，特殊な管理が必要な事例もある。また，膵臓疾患や黄疸など膵外分泌酵素の低下，胆汁酸分泌の低下例では，脂質摂取量を制限するが，低脂肪食の継続は，脂溶性ビタミンの吸収を低下させるため別ルートでの補給を考慮する必要がある。

例えば，5年間にわたる食事内容と2型糖尿病の発症についてのコホート研究によると，玄米などの全粒穀物，果物，緑色野菜，ナッツ，低脂肪の乳製品を多く摂取する食事パターンの人は，2型糖尿病の発症リスクが 15％低く，一方，精製された穀物，トマト，豆，高脂肪の乳製品，赤肉を多く摂取する食事パターンの人はリスクが 18％高くなったと報告されており[8]，2型糖尿病の予防には特定の成分や食品を多く摂取するよりも，複数の食品を組み合わせた食事バランスに優れた食習慣が重要と考えられることから，この点に注意した栄養（食事）指導が求められる。

さらに，スペイン人の男女を対象とした4年間の追跡調査の結果では，果物と野菜，食物繊維を多く摂取する地中海式食習慣の人は，そうでない人と比べて2型糖尿病発症のリスクが 83％低いことが報告されている[9]。昔ながらの日本食をベースに食事を見直すことは，この調査結果からも理にかなっていると思われるが，地中海式食習慣の特徴でもある一価不飽和脂肪酸（オ

リーブ油)を増やすことは,日本人型の食生活には問題の残るところであり,栄養(食事)指導においても,注意が必要な点となる。

(4) 炭水化物(糖質)投与量の決定方法
1) 炭水化物の摂取量

炭水化物(糖質)は最も速やかに利用されるエネルギー源として最も重要とされる成分であり,脳,神経,赤血球,腎尿細管などは,グルコースのみをエネルギー源としているため,1日100g以上の炭水化物(糖質)の摂取量を確保することが望ましいとされ,炭水化物の1日必要摂取量は,『日本人の食事摂取基準(2010年版)』によれば健常人において「総エネルギーの少なくとも55％以上であることが望ましい」とされている。

必要以上に炭水化物(糖質)の供給量を制限した場合,生命維持活動にも大きな影響を与えることになり,ケトアシドーシス(酸血症)や体タンパクの異化・分解,合成障害などへの影響がある。

炭水化物摂取量の調整は,Atwater係数を用いて以下の式で算出できる。

炭水化物(g) = [エネルギー必要量(kcal) − タンパク質必要量(g) × 4(kcal) − 脂質必要量(g) × 9(kcal)] ÷ 4(kcal)

2) 低炭水化物ダイエットの話題

巷で"低炭水化物ダイエット"なるものが話題となった。その原理は,インスリン分泌を刺激する食事の炭水化物をターゲットとし,体脂肪を効率的に分解し,減量を行うというものである。一般的には,炭水化物がインスリン分泌に関与していることは理解しやすく,炭水化物の摂取を抑えればよいと安易に考えられたものであるが,インスリン分泌は炭水化物の摂取を控えただけでは調整できるものではなく,炭水化物刺激により膵臓のβ細胞からインスリンが分泌される機構以外に,食事中の脂肪によっても,gastric inhibitory polypeptide (GIP), glucagon like peptide-1 (GLP-1)といったインクレチン作用をもつ物質により膵臓のβ細胞からインスリンが分泌される機構が明らかにされており[10],炭水化物の制限のみではインスリン分泌は

コントロールできないことを医療スタッフ共通の認識にしておく必要がある。特に，低炭水化物ダイエットで多用される高脂肪食品は，2型糖尿病患者では，食後の急激な高血糖は抑制できるものの，エネルギー過剰も含めてインスリンの持続的な分泌が起こり，余剰となったエネルギーは脂肪細胞へと蓄積が促進して，インスリン抵抗性を招き，動脈硬化を促進するとの報告や，心筋梗塞など心血管系の病気の発生リスクも同様に高くする。これらの点を踏まえて，疾患を抱える患者には大きな治療上の問題が生じることを説明し，療養指導に取り組む必要がある。その他，この低炭水化物ダイエットを始めると，どうしても穀類や芋類，フルーツや野菜の摂取量が少なくなるため，ビタミンやミネラル，食物繊維の摂取量減少が危惧され，便秘などの問題点も出てくることも管理情報として必要となる。

3）グリセミック・インデックス

一方，炭水化物を含む食品の血糖上昇作用を数値化した指数であるグリセミック・インデックスは，2型糖尿病予防に効果的な指標として使用されている。グリセミック・インデックスとは，50gのブドウ糖を摂取した後，2時間の血糖上昇曲線の下の面積を基準（100）として，同量の糖質を含むそ

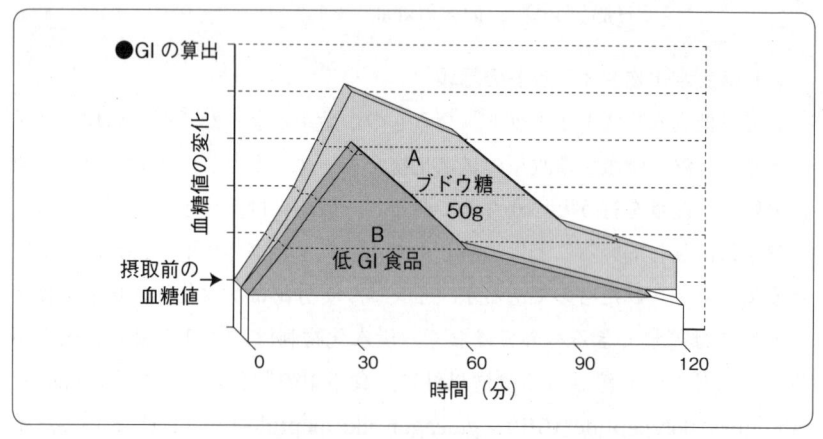

図4-3 Glycemic Index（GI）

GIは，1981年Jenkins博士によって，食物には同じ量の糖質を含有していても，血糖値が上昇しやすいものと上昇しにくいものがあることが報告され，それを数値化したもの。

れ以外の食品を摂取した後，2時間の血糖上昇の割合を，パーセントで表した数値である（図4-3）。

この指標から，フランスパンや精白パンなどのデンプンを主体とした食品のグリセミック・インデックス値はそれぞれ95，70であった[11]。一般的に果物はグリセミック・インデックス値が低いとされ（リンゴ38，オレンジ42），理由としては食物繊維などを多く含むためと考えられている。また，GIをインスリンポンプのプログラム切り替えに活用し，低GIの場合は食後血糖値の変化を少なくできたとの報告[12]もあるが，汎用されているわけではなく，糖尿病患者でのデータが乏しく，食品を単独で食べることが少ないこと，料理となった場合に指標として使えないなどの問題も残されているのが現状である。

4）糖質投与時の注意点

糖質の過剰投与は，肥満や脂肪肝の原因となるため注意が必要である。

投与する糖質の種類は，消化吸収障害の有無，耐糖能の有無などを把握し，経静脈的栄養法では，エネルギー源として速やかに利用されるグルコースが用いられることが多い。

また，経静脈的栄養法では，高濃度のグルコースが補給されることになり，代謝過程でビタミンB_1が必須となる。ビタミンB_1の不足により，ピルビン酸の蓄積，乳酸の大量生成につながり，乳酸アシドーシスを引き起こすことが知られており，経静脈的栄養補給時のビタミンB_1投与の確認が重要となる点は注意が必要である。

（5）水分量の決定方法

生体における水分の役割は，①栄養素の消化吸収，②pHや浸透圧の維持，③尿排泄時の溶媒，④血液濃度や粘度の調整・保持，⑤体温の調節機能など非常に重要な役割をもつが，水分調節の乱れは身体計測値や生化学検査値の解釈に影響を及ぼすこともあり，注意が必要である。

体内水分量は加齢とともに変化し，幼小児では70～80％と高く，成人では60％程度，高齢者では50％程度に低下する。体内水分量の約10％を失う

ことにより機能障害をきたし，20％を喪失することにより生命維持が困難になる。体内の水分は不感蒸泄（皮膚より約500 mL，呼気より約400 mL など），排尿，排便などから安静時においても1,500 mL 前後が，活動時には2,500 mL 前後が排泄発散するため，水分摂取を怠ると生命維持にも影響を及ぼすことになる。小児や高齢者では1～2％程度の少量の水分消失であっても容易に脱水症となることを念頭において栄養（食事）指導を行うことが必要となる。

・水分必要量＝尿量＋不感蒸泄量＋便中水分量(約100 mL)＋排液量(嘔吐・下痢などの場合)
・簡易水分必要量計算式(mL)＝30 mL×体重(kg)または1 mL×エネルギー摂取量(kcal)

臨床経過において，37℃以上の発熱がある場合は1℃上昇ごとに150 mL/日の水分追加を行う必要がある。また，経腸栄養剤の水分含有量は（一般的な栄養剤）で約80～85％であり，水分補給量の計算時には注意が必要となる。

（6）ビタミン・ミネラル投与量の決定方法

ビタミン・ミネラルの必要量は，健常人では『日本人の食事摂取基準(2010年版)』の推奨量もしくは目安量を参考とするが，疾患を有する患者には推奨量もしくは目安量を参考とし，疾患的特徴，栄養補給ルート，栄養剤の種類などの特徴を考慮し適宜調整する必要がある。

ビタミン欠乏症は，潜在的なビタミン欠乏状態(marginal vitamin deficiency)を経て典型的なビタミン欠乏症状を示し，これらは各種基礎疾患によりビタミン欠乏状態に陥ることも少なくない。ビタミン欠乏症の初期症状に疲労，不眠，食欲不振，体重減少などの不定愁訴を認めることがある。生活習慣病等に現れる不定愁訴も原疾患による症状に加え，食生活のアンバランスからくる各種ビタミン類の不足により生じる症状である場合も多く，明らかな身体徴候の現れる前の潜在的ビタミン欠乏症状態では，血液生化学的な臨床検査が有力な指標となることから，栄養（食事）指導時の適切な問診（食生活状況，嗜好，活動状況等）によりスクリーニングを行い，潜在的ビタミン欠

乏状態の患者を見落とすことのないように十分な配慮が必要であり，補給方法等の教育も重要となる。

微量元素は生体内での合成が困難なために外部から適切に摂取することが必要な栄養素である。『日本人の食事摂取基準（2010年版）』[1]においては，欠乏症のみならず過剰症への注意も含めて所要量が策定されている。臨床現場におけるNST活動を考えた場合，栄養補給方法として高カロリー輸液（TPN）が繁用されているが，TPN施行時に欠乏症状を示す微量元素には，亜鉛，セレン，銅，モリブデン，マンガン，クロムなどがあり，経口摂取を行っていても，タンパク質制限の治療食では微量元素の不足を起こす可能性があるとの報告[13]もあり，注意が必要である。

微量栄養素で従来より話題となっているマグネシウムは，高浸透圧性利尿により損失をきたしやすいとされ，食事中のマグネシウム量が不足するとトロンボキサン合成を増加させ，インスリン感受性の低下を招き，マグネシウムの摂取量を増やすことにより，肥満糖尿病患者ではインスリン感受性が改善するとの報告がある[14]。

6．栄養状態の評価

栄養評価とは，食事療法を行うにあたり，患者の栄養状態を適切に評価することである。過栄養状態の評価のみならず，低栄養状態のスクリーニングに重要である。良好な栄養状態を維持することは，手術や予後の効果を左右することになる。

栄養評価の実際は，臨床診査，経口摂取状態，身体構成成分，尿・血液成分などの複数の指標を組み合わせて行うことが重要になる。

特に経口摂取量の調査方法には，食事記録法，24時間思い出し法，食物摂取頻度調査法などがあり，それぞれの特徴を踏まえて，患者に適応した調査方法を選択することが重要である。

7. 栄養（食事）指導計画

(1) 食事指導の必要性

　栄養管理，食事指導等に必要な情報を主観的・客観的な情報に分類し，評価の結果，具体的な目標の設定を行うことになる。

　治療食の提供が行われている患者については，管理栄養士による患者教育（食事指導）が必須な項目となっている。すなわち，提供されている治療食で配慮のされている管理ポイントや使用されている食材・調理加工等を説明することにより，患者の栄養治療への受け入れが高まり，退院後における家庭での栄養治療の継続が可能となる。

　例えば，塩分管理や低タンパク食を説明（患者教育）なしに提供すると，「美味しくない」や「制限されている」とのイメージが強くなり，不満や不信感から，家庭での治療食管理が困難となる場合もある。

　特に，治療食は退院時に行われる栄養指導の教育媒体となるばかりではなく，家庭での質と量の管理においても貴重な目安量を提供するものと考えられている。

1）食塩摂取

　栄養（食事）指導の基本項目にもなる"食塩"については，過剰摂取は血圧上昇に作用したり，食欲を亢進させるので，多くても 10 g/日未満，高血圧や腎症を合併した人では 6 g/日未満に制限することが推奨されている[15]。また，肥満者への減塩の効果については，メタボリックシンドロームが存在することで，食塩感受性が亢進していることも報告[16]されており，肥満者への減塩の効果は十分に期待できると考えられている。食物繊維は血糖コントロールの改善に有効であり，血中脂質レベルも低下させる。特に，水溶性食物繊維は血糖値の上昇抑制効果と血清コレステロール，TG の低下作用が確認されており，目標摂取量は 20～25 g（10 g/1,000 kcal×摂取エネルギー量）が基準となっている[17]。

2）アルコール摂取

　栄養（食事）指導において，アルコール摂取の問題を忘れてはならない。

一般的にアルコール摂取は食事療法を乱す原因（飲酒により自制心がマスクされてしまう場合やアペリティフ効果により過食につながる）として禁酒が推奨されているが，たばこと同様にアルコールをやめることができる患者は少ないのが現状である。考え方を変えると，適度の飲酒は疲労回復，熟眠，ストレス解消による気分転換につながる効果も期待できることから，いくつかの許可条件（表 4-5）と適量の範囲（1日2単位：160 kcal 程度）を守ることができれば，ポジティブな考え方に基づいて，必ずしも禁止を押しつける必要はない場合もある。

例えば，アルコール飲料が糖尿病患者や予備群に与える影響を考えた場合，古くから適度（light to moderate）な飲酒ではインスリン感受性が改善するとの報告[18]や，疫学研究では，1日3 drinks以上の飲酒は男性において50％の糖尿病発症リスク増加と関連しているが，より適度な飲酒は関連していなかったという報告[19]があり，生活の質（QOL）を重視する状況では，アルコール飲料が血糖コントロールに多大な悪影響を及ぼしている場合を除き，柔軟に対応することが求められている。

アルコールの消化管における吸収は，粘膜の表面積や透過性に影響され，小腸が最も速く，胃，大腸の順で遅くなることは周知の事実であるが，ビールなどの発泡酒は炭酸ガスが胃の運動を刺激して小腸への移行を促進し吸収を速めることがあるので，アルコール摂取時に伝えておくべき療養指導時のポイントになる。また，アルコールの吸収は，飲酒の早さ，胃内容物の有無や量，種類が大きく影響するため，禁酒にこだわるのではなく，空腹時の飲酒を避けることを指導ポイントに置くなど，食事を楽しみながらの摂取を検

表 4-5 糖尿病患者におけるアルコール摂取の許可条件

1. 長期にわたって血糖コントロールが良好である（HbA1c 7 ％以下）
2. 肝・膵機能が正常であり，脂質代謝異常（特に高 TG 血症）がない
3. 糖尿病合併症がないか，あっても軽度である
4. 高血圧症，冠動脈疾患，脳動脈疾患などの慢性疾患がない
5. 糖尿病の薬物療法（経口血糖降下薬・インスリン注射）を受けていない
6. 飲み始めても適量で止めることができる

表4-6 サプリメントと患者の意識

1. サプリメントへの関心は高いものの,十分な知識をもたないまま使用していることが多い(HbA1c検査へのビタミンC大量摂取による影響)
2. サプリメントを"副作用の少ない薬剤"と勘違いし,自己的に糖尿病薬を中断している場合が散見される
3. 治療により,サプリメントによるビタミン摂取を指示する場合,継続的な栄養評価が必要であることを認識していない

討することも重要である。

アルコールによる糖代謝への影響では,"耐糖能異常"と"低血糖"が知られており,その急性的な影響と慢性投与による肝臓・膵臓への影響を考慮する必要があり,糖尿病患者の低血糖発作を考えた場合,血糖降下薬服用者やインスリン治療者では,アルコール摂取時に肝臓にグリコーゲンの貯蔵量が少ない場合,高頻度に低血糖発作が誘発され,かつ低血糖発作を自覚しにくくなるなど,前述の項目に加えて空腹時のアルコール摂取は禁忌となることを十分に伝える必要がある。

アルコールによる脂質代謝への影響では,糖尿病患者に多い高TG血症を助長するとされ,特にアルコールに脂肪を付加した場合はさらなる高値を示すことになるので,飲酒時のおつまみ的な食品への注意が改善ポイントとなる場合もある。一方,適量のアルコール摂取によりHDL-コレステロールの産生が高まり,動脈硬化予防,冠動脈合併症を軽減させるなどの効果も報告されており,やはり適量範囲での飲酒がキーポイントとなる。

3) 特定保健用食品・栄養機能食品

最後に,栄養(食事)指導において重要となる項目として,治療の促進・栄養バランスを図るために,特定保健用食品および栄養機能食品などを併用することもあり,巷に氾濫している多種多様な"健康食品・サプリメント"に対する適切な助言も重要な項目となる(表4-6)。

（2）栄養（食事）指導開始時の流れ

1）患者の観察

　患者を観察することはとても重要であり，医師に言われ仕方なく栄養（食事）指導を受診しているのか，自ら進んで栄養（食事）指導を受診しているのかでは，表情が全く違うことがある。また，患者の抑うつ的状況の確認にも有用となる。また，体格・歩行の観察を行うことにより，患者の外見から体重管理の状況や運動療法の基本となる歩行に問題はないかを確認する。運動担当スタッフへの情報提供・連携を図るためにも有効な情報源としてチェックが必要となる。

　一方，多くの患者は「栄養（食事）指導を受けなさい」と指示されると，食事を制限されるイメージが強く，大きな不安感をもって来院することが多い。患者の表情の観察ばかりを行うのではなく，患者とのアイコンタクトを忘れずに，軽く微笑んで問診を開始する準備を行うことが重要である。

　外来での栄養指導は，患者情報の収集量や面談回数，自己管理レベル，動機付けなど"入院時の栄養指導"と比較して大きな課題があることを認識し，継続管理に結びつくように栄養（食事）指導を進める。また，初回の指導では，必要以上に患者の抱える多くの問題点を指摘しないように注意し，患者に不安や不信感を与えることのないように十分配慮する。

2）問診時の注意点

　まず，初めに（医師より依頼内容をふまえて）今回，栄養指導を行うことになった経緯や患者の気持ちなどを確認することは最も重要な点である。

　"栄養（食事）指導"を受け入れることができていない患者へ，いきなり詳細な栄養指導を開始しても治療効果を得ることは難しく，心理的な因子を十分に理解して，患者の心理状況に最も適した計画を立案することが第一と考える。

　特に，初回の栄養指導では，なるべく患者の言葉で食事面（食習慣）だけではなく，生活行動パターンや運動実施状況など日常生活全般などについてタイムテーブルを確認し，記録を取りながら，患者の目を見て，話の内容を確認することで栄養指導のきっかけとなる項目を見つけることできると考え

ている。

　医師より処方された指示栄養量，もしくはこちらが提案した指導内容が，患者にとって実施可能であるかの判断も繰り返し行い，医師との連携を図り，実施可能な目標栄養量の設定を行うことが重要である（患者に対しても，指示栄養量は治療レベルに応じて随時変更されるものであり，一生涯を通じて制限のイメージを伴うものではないことを初回の栄養指導時に十分に説明し，理解を求める）。

　初回患者や継続管理中の患者であっても，事前に情報収集（身長・体重など）されているものについては，変更（変化）がないかの確認も行う。

3）食事摂取量の把握時の注意点

　食事摂取量の把握に先立ち，食習慣，行動パターン，家族構成（一人暮らし，同居者の有無等の確認），外食の頻度，嗜好などのチェックを行うことが重要となる。

　患者の日常の栄養摂取量の把握は最も重要であり，1日の摂取量に固執することなく，年間を通じた摂取量の変動や活動状況の把握なども同時に行うことが求められる。摂取量の調査方法には，①食事記録法，②24時間思い出し法，③食物摂取頻度法，④簡易食事評価法など種々あるが[20,21]，どれも長所と短所があるので，患者や栄養（食事）指導の進行度に合わせた使い分けが求められる。

4）栄養（食事）指導の目標設定

　医師の指示に基づき，栄養（食事）指導を開始するが，患者心理，性格などを考慮し，継続的かつ実現可能な目標を設定する必要がある。目標には，大きく分類して"短期的ゴール"と"長期的ゴール"があり，患者とともに実行可能な範囲内で目標設定を行うことが有用であり，特に重要な点は，患者自身に目標を設定させることにある。

　短期的ゴールは，2週間から1カ月の期間で小さな目標を1つ設定し，1つずつクリアすることによる達成感の習得も目的であり，栄養指導項目を絞り小さな目標設定を繰り返すことにより，最終的に大きな目標に到達できると考えている。これらの目標達成の評価には，血液検査データや体重（体脂

肪率)など各種客観的データを活用することが有用である。長期的ゴールは，1年から数年にわたる管理目標であり，例えば，目標体重への到達が実践されれば，合併症予防などの副次的な効果も期待できる。

8．栄養（食事）指導の標準化の必要性

現在，日本において日々繰り返されている"栄養（食事）指導"を考えた場合，人種や社会経済的地位による医療の格差の問題も少なく，欧米諸国に比較して，個別栄養（食事）指導の環境は十分に整備されていると考えられるものの，栄養（食事）指導の標準化が行われておらず，個々の管理栄養士の経験や勘に依存する部分が多く，アウトカム評価を行う場合においても評価し難い状況にあると言わざるをえない。これらの問題を踏まえて，筆者らの施設では，栄養指導の標準化を目的とした『栄養指導ガイド[注4]』[22]が活用されている。

特に栄養治療の標準化の効果は，慢性期管理時に発生する合併症等のリスクマネージメントにも寄与すると考えられており，不適切な指示栄養量の設定による患者の身体的・機能的変化を防止すること，さらに慢性期管理における合併症リスクの見落とし防止，また必要以上に栄養管理上の制限が付加され，患者のQOLの低下を招くことを防止することなどが，標準化の基本事項と考えられている。ただし，"患者の知識レベル"や"技術"，場合によっては"やる気"などによっても治療法の選択や治療効果にも大きな違いが生じるなど，標準化にはいくつかのクリアすべき問題が山積している。

近年，医療機関へ来院する患者への療養指導環境は整備されつつあるものの，療養指導環境全体の大きな問題点として，医療機関を受診する機会をもたない者が少なくないことが報告されており，基本的な疾病に対する知識の

[注4]：『栄養指導ガイド』の基本的な考え方は，各栄養指導カテゴリーに応じた，指導者のスタンスや導きの方向性などを示し，栄養指導のなかで患者に投げかける質問などを具体的に示すことにより，指導者側の経験や勘に依存する部分を極力排除し標準化を行うものである。

提供と受診動機の構築という一次予防の観点から，新たな"教育システム"が求められていることも事実である。

一般的に考えると，これまでにも栄養治療の各種過程では，"安全性"と"質"の確保のため"クリニカル・パス"などが導入されてきたが，"食事・栄養療法"，"Nutrition Support"を考えた場合，エネルギー量の設定面などで患者の個別性への配慮が十分に行われなかったり，逆に個別化しすぎる場面に遭遇することから，現在，栄養（食事）指導の標準化の問題がクローズアップされている。特に外来での栄養（食事）指導は患者情報の収集量や面接回数，自己管理レベル，動機付けなど"入院時の栄養（食事）指導"と比較して多くの課題があり，できるかぎり継続管理に結びつくように最も効率的な栄養管理計画を立案する必要がある。特に，必要以上に多くの問題点を指摘して，患者に不安や不信感を与えることのないようにも注意を払う必要がある。栄養（食事）指導では食事面（食習慣）だけではなく，生活行動パターンや運動実施状況など日常生活全般の総合的な情報収集や病状，患者心理，性格などを考慮し，当面の管理ポイントとなる"短期目標"と合併症の予防等も念頭においた"長期目標"を患者と共に設定することが必要である。また，患者への情報伝達は分割し栄養指導項目を絞り実施することが重要である。そこで，"食事療法"は個別管理を基本として，原疾患の成因・病期分類や合併症による身体機能低下・周術期等による手術侵襲など各種状態により，栄養指示量が適切に設定される必要があり，加えて糖尿病治療における医原的なリスクを考えた場合，"栄養（食事）指導の標準化"は必須であり，適切な栄養管理の実践を目的とした患者の治療に対する行動レベルを十分に把握するといった標準化が必要であるとも考えている。

9．NST活動と栄養（食事）指導について

近年の医療機関（病院）には"質の高い医療"，"患者との信頼関係の確立"などが求められており，チーム医療による医療の質の向上，栄養管理による合併症の予防と早期発見・早期治療，また別な角度では，医療費の抑制等を

目的としてNutrition Support Team（NST）活動が構築されている。一般的にNSTによる効果は，重篤な急性期疾患・低栄養にのみ限定されて効果を上げているかのように報じられているが，本来，質の高い医療の提供を目的として構成されたものであり，①医療技術の適正な評価，②治療効果の評価，③患者のQOL向上など副次効果の評価など，急性期から慢性期まですべての患者に必須であり，これまでの慢性疾患等において実践されてきた"個別化した食事療法・栄養管理"はまさにNST活動そのものであると考えられている。

NST活動の最も重要な点は，いかに栄養管理の必要な患者を発見し，適切な栄養評価に基づき，その患者に適した投与方法で適切な量の栄養素を補給することができるかであり，栄養管理計画の核となる部分でもある。ただし，患者のQOLにも十分に配慮することを忘れてはならず，栄養（食事）指導による栄養教育の実践といった一連の過程がとても重要となる。

特に栄養不良状態（過栄養～低栄養まで）を示す患者は，多くの診療科に見受けられ，単一診療科でとらえるよりも，病院組織横断的に栄養管理を行う必要が明らかとなってきており，NSTによるチーム医療が効果を上げている疾患として，摂食機能障害があげられる。摂食機能障害は"食べる"という生命の根源にかかわる問題の障害であり，これらは，"誤嚥""脱水""栄養障害"の発現に伴い"食べる楽しみの喪失"という問題が発生する。

従来は摂食機能障害に伴う誤嚥の危険性ばかりが強調され，静脈栄養，経鼻経管栄養に頼りがちであったが，現在では適切な治療食形態の選択や提供時の配慮により摂食が可能となる場合も多く，この分野は医師をはじめ，管理栄養士・看護師・リハビリテーションスタッフ・歯科・家族を含めた多職種による集約的治療が重要になっている。

食事（栄養）指導場面での摂食状況の観察や以下に示す臨床状態の問題点を評価することは食事計画を立てるうえで非常に重要となる。

・何を（固形物・水分・残留物・唾液・胃・食道逆流物）
・いつ（食事の始め・食事の終わり・食後・常時・夜間）
・量（ごくわずか・少量・中等度・大量）

・反応(むせる・むせない・遅れて咳が出る)

・喀出(できる・できない)

また，摂食訓練を安全に進めるためにも，発熱や炎症反応など，誤嚥の徴候がないことを確認しながら摂食の各構成要素(①体位，②介助者，③食事内容，④水分量，⑤一口量，⑥食事時間)について調整を行い，段階的に進めていくことが必要とされている。

さらに，近年の医療制度改革の基本方針として「地域一体型での医療連携」が叫ばれており，急性期病院での2週間足らずの入院では，外科治療後の患者の全身状態・摂食状態が安定することは少なく，地域連携病院でのフォローアップが必要不可欠となっており，NST 活動も地域連携を視野に入れた栄養教育の視点が求められている[23]。

10. おわりに

栄養(食事)指導について，エビデンス集積の一助となればと多方面から食事療法，NST 活動との関連についても述べてみたが，「疾患に合わせた生活を送るのではなく，疾患を自分の生活に合わせる」ことを目的とし，今後，エビデンスの構築を視野に入れつつ，患者の食べることや日常生活のQOL に主眼を置いた栄養(食事)指導が標準化ベースで実践されることを望んでいる。

文　献

1) 厚生労働省:日本人の食事摂取基準(2010年版). 日本人の食事摂取基準策定検討委員会報告書. 厚生労働省健康局総務課生活習慣病対策室, 2009.
2) Wing R.R., Blair E.H., Bononi P. et al.: Caloric restriction per se is a significant factor in improvements in glycemic control and insulin sensitivity during weight loss in obese NIDDM patients. Diabetes Care 1994 ; 17 ; 30-36.
3) Kulkarni K., Castle G., Gregory R. et al.: The Diabetes Care and Education Dietetic Practice Group: Nutrition Practice Guidelines for Type 1 Diabetes Mellitus positively affect dietitian practices and patient outcomes. J Am

Diet Assoc 1998；98；62-70.
4) DAFNE Study Group：Training in flexible, intensive insulin management to enable dietary freedom in people with type 1 diabetes: dose adjustment for normal eating (DAFNE) randomised controlled trial. BMJ 2002；325；746.
5) Long C.L., Schaffel N., Geiger J.W. et al.：Metabolic response to injury and illness: Estimation of energy and protein needs from indirect calorimetry and nitrogen balance. J Parenteral Entr 1979；3；452-456.
6) Harris J.A. and Benedict F.G.：A biometric study of human basal metabolism. Proc Natl Acad Sci USA 1918；4；370-373.
7) 動脈硬化学会：動脈硬化性疾患予防ガイドライン2007年版. 協和企画, 2007.
8) Nettleton J.A., Steffen L.M., Ni H. et al.：Dietary Patterns and Risk of Incident Type 2 Diabetes in the Multi-Ethnic Study of Atherosclerosis (MESA). Diabetes Care, 2008；31；1777-1782.
9) Martinez-González, M.A., de la Fuente-Arrillage C., Nunez-Cordoba J.M. et al.：Adherence to Mediterranean diet and risk of developing diabetes: prospective cohort study. BMJ 2008；336；1348-1351.
10) Lichtenstein A.H. and Schwab U.S.：Relationship of dietary fat to glucose metabolism. Atherosclerosis 2000；150；227-243.
11) Foster-Powell K., Holt S.H. and Brand-Miller C.：International table of glycemic index and glycemic load values. Am J Clin Nutr 2002；76；5-56.
12) O'Connell M.A., Gilbertson H.R., Donath S.M. et al.：Optimizing Postprandial Glycemia in Pediatric Patients With Type 1 Diabetes Using Insulin Pump Therapy -Impact of glycemic index and prandial bolus type. Diabetes Care 2008；31；1491-1495.
13) 川島由起子, 中村丁次, 戸田和正ほか：治療用特殊食品及びこれらを使用した治療食の微量ミネラル含有量の検討.：Biomedical Research on Trace Elements 2001；12(4)；301-302.
14) Song Y., Manson J.E., Buring J.E., et al.：Dietary magnesium intake in relation to plasma insulin levels and risk of type 2 diabetes in women. Diabetes Care 2004；27；59-65.
15) 日本高血圧学会高血圧治療ガイドライン作成委員会（編）：高血圧治療ガイドライン2009. 日本高血圧学会, 2009.
16) Hoffmann I.S., and Cubeddu L.X.：Increased blood pressure reactivity to

dietary salt in patients with the metabolic syndrome. J Hum Hypertens 2007 ; 21(6) ; 438-444.
17) Chandalia M. : Beneficial effects of high dietary fiber intake in patients with type 2 diabetes mellitus. N Engl J Med 2000 ; 342 ; 1392-1397.
18) Facchini F., Chen Y.D. and Reaven G.M.:Light-to-moderate alcohol intake is associated with enhanced insulin sensitivity. Diabetes Care 1994 ; 17 ; 115-119.
19) Kao W.H., Puddey I.B., Boland L.L. et al. : Alcohol consumption and the risk of type 2 diabetes mellitus: atherosclerosis risk in communities study. Am J Epidemiol 2001 ; 154 ; 748-775.
20) 坪野吉孝, 久道 茂：栄養疫学. 南江堂, 2001.
21) 日本病態栄養学会（編）：病態栄養ガイドブック. メディカルレビュー社, 2005.
22) 池田香織, 永口美晴, 幣 憲一郎ほか：変化ステージ対応型京大式栄養食事指導ガイドの開発と使用経験. 糖尿病 2010 ; 53(11) ; 817-820.
23) 藤井 真：地域連携におけるNSTの役割. 静脈経腸栄養 2009 ; 24(4) ; 903-907.

第5章

生活習慣病に対する栄養療法の社会的意義・経済評価

田中　清[1], 熊坂義裕[2]
清野　裕[3]

1. はじめに

　栄養学研究において, 基礎研究と臨床あるいは疫学研究のような実践的研究は, 車の両輪の関係であろう。筆者らは主に, 臨床栄養学・病態栄養学などの実践的研究に従事してきたが, わが国の栄養学は農学・家政学分野から始まったこととも関連するのか, 基礎的研究に比べると, 実践的研究が欧米に比べて立ち遅れているように思われる。さらに栄養学研究においては, 非常に重要であるにもかかわらず, わが国においてほとんど研究されていない第3の分野がある。それは, 社会的研究——社会における栄養の意義に関する研究である。臨床栄養学的研究によって, ある栄養療法が有効であることが示されたとする。その研究自身が有益なものであったとしても, さらにその成果が国民の健康増進に貢献し, 社会に役立つことをも示さなければならない。

　本稿は「生活習慣病に対する栄養療法の社会的意義・経済評価」というタイトルだが, 上記のような観点から, 栄養療法はどのように社会に役立つことができるかを考えたいというのが筆者らの意図である。栄養療法は, 医療の種々の局面において重要な役割を果たす。「臨床栄養管理の意義」と言わ

---

1) 京都女子大学家政学部食物栄養学科
2) 盛岡大学栄養科学部栄養科学科
3) 関西電力病院

れて，本書の読者は何を連想されるであろうか。糖尿病，肝硬変，慢性腎不全など，各種疾患の治療における栄養療法の役割，あるいは nutrition support team (NST) 活動における栄養管理の重要性を想起される方が多いと思われる。研究に従事されている方であれば，このような栄養療法が効果を発揮する機構に興味を持たれるであろう。最近まで栄養療法は，その意義が十分には認識されてこなかったが，近年 NST における，栄養サポートの重要性が認められるようになってきた。しかし栄養療法が力を発揮するのは，NST に限ったことではなく，おそらく医療のほとんど全分野にわたるものである。生活習慣病は，それ自身重要な疾患であるだけではなく，多くの疾患の重大な危険因子となり，また患者数が莫大である。このような疾患こそが，栄養療法が大きな役割を果たしうるものである。しかしわが国においては，栄養療法を中心とした生活習慣改善が，社会においてどういう意義をもつのか，という視点で書かれた論文はほとんどないので，このテーマを取り上げた。なお，生活習慣病の治療においても，栄養療法は重要な治療手段であるが，紙幅の関係で，本稿では生活習慣病の予防における栄養療法について主に述べる。

なお医療経済関連の用語・概念は，ほとんどの読者にとって，ふだん聞きなれないと思われるので，最初にまとめて説明し，具体的疾患の例として，糖尿病，高血圧，脂質異常症，骨粗鬆症を取り上げ，最後に今後の展望について，若干私見をまじえて考察したい。

2．医療経済評価の必要性・方法論

（1）なぜ医療経済評価が必要なのか

医療や介護・福祉に無制限に費用を投入してよいのであれば，医療経済評価は必要ないが，そのようなことは実際にはありえない。現実はむしろその正反対であり，特に欧米においては，医療費は限られた資源であると考えられており，特に英国ではその傾向が顕著である。英国の教科書の一節を引用すると，「多くの有効な治療手段が利用できるようになり，いまやこれら治

療手段は乏しい医療資源確保のため,お互いに競い合っている。われわれは費用・効率・安全性に基づいて,治療手段を選択する時代に入った」と述べられている[1]。すなわち,有限な資源を,どの分野に,どれだけ配分するべきかを迫られている状況である。

この際,医療政策担当者が有限な医療資源の配分を決めるためには,効果だけではなく,かけた費用に見合うだけの効果をあげているか,という医療経済の視点が求められる。近年,evidence based medicine (EBM) の概念が世界的に唱導されているが,医療資源が有限という視点からは,エビデンスさえあれば,いくら高価な薬剤であっても無制限に投与してよいとは言えない。英国の教科書には「経済的視点を無視した EBM は現実的ではないし,最終的には患者にも社会にも有害となる恐れがある」とまで書かれている[2]。

本稿で引用するのは英国の例が多い。先進国のなかで,英国は日本と並んで医療費 (GDP 比) の低い国として有名だが,低コスト追求の結果,サービス内容が著しく低下し,national health service (NHS) の荒廃を招いてしまった。1997年,ブレア労働党政権は現場の自由裁量を広げる代わりに,業績・結果を評価する方針を打ち出した。すなわち効率が重視され,投じた費用に伴う最大限の効果が求められた ("Value for Money" "Best Value")[3]。この点を研究・評価するのが National Institute of Clinical Excellence (NICE) であり,その出版物である,『Health Technology Assessment』には,医療行為の経済評価に関する論文が多数掲載されている。

(2) 医療経済評価の方法論

1) Number Needed to Treat (NNT)[4]

エビデンスに基づく医学 (evidence based medicine:EBM) あるいはエビデンスに基づく栄養学 (evidence based nutrition:EBN) という考え方が,近年広く唱導されているが,これはきちんとしたエビデンスに基づいた医療行為を行おうとするものであるから,対社会の視点が含まれるのは当然である。EBM,EBN において,薬物であろうと生活習慣改善であろうと,何ら

かの介入によって，疾患の罹患率が絶対値としてどれだけ減少したかを absolute risk reduction (ARR)，介入前の何％減少したかを relative risk reduction (RRR) という。例えば，1％が0.6％に減少したのであれば，ARRは1.0－0.6＝0.4％，RRRは (1.0－0.6)/1.0＝0.40すなわち40％である。一方，10％が6％に低下した場合，RRRは同様に (10－6)/10＝0.4で40％だが，ARRは10－6＝4％となる。同じようにRRRが40％であったとしても，両者の社会的な意味は全く異なる。ARRの逆数を，number needed to treat (NNT) と言い，その疾患・イベントを1件防ぐためには，何人の対象者を治療する必要があるかを表す。前者の1％から0.6％への減少であればNNTは250名だが，後者の10％から6％への減少であれば，NNTは25名である。つまり社会的視点を含めた場合，RRRだけをみたのでは不十分であり，ARR，NNTをも考慮する必要があり，ARRが大きい，NNTが小さいということは，その介入はより社会的効果が大きいことを示す。

しかしNNTは対象とする集団によって異なり，その疾患に対するリスクの高い集団が対象であれば，介入前のリスクが高いのでARRは大きくなり，NNTは小さくなるが，低リスク集団が対象であれば，逆にNNTは大きくなる。高リスクの集団に介入すれば，NNTが小さいので，その介入が正当化されやすい。各種疾患のガイドラインにおいて，診断基準と薬物治療開始基準が必ずしも一致していない。リスクがある程度高い対象者に対しては薬物療法を積極的に考えるが，比較的低リスク者に対しては，まず生活習慣改善を考えるとされているのにはこういう背景がある。

すなわちNNTは，医療行為に対する社会的視点からみた評価指標として有用であるが，若干の問題点がある。以下に2点をあげる。

① まず評価されるアウトカムが単一であることである。例えば糖尿病発症を減少させる介入行為に関してNNTを求めたとすると，糖尿病発症を1件予防するのに何人に介入する必要があるかは計算できるが，求められるのはそれだけである。その介入行為に関して，真の社会的評価と言うためには，その介入により，他の疾患予防にも効果があるのか，介入による副作用の程度なども含めた，総合評価が必要であるが，単一の

アウトカムによるNNTでは評価できない。

② またNNTは,「○○という集団に対する,2年間の治療薬△△に対するNNT」のように,一定の期間の効果に対して行われるものであるから,例えばこの介入によって,糖尿病発症リスクが低下したことの長期的効果のような分析はできない。したがって,医療行為の社会的意義を評価するためには,NNTは参考にしつつも,以下に述べるモデル化に基づいた,費用効果分析・費用効用分析が必要である[5]。

2）費用便益分析・費用効果分析・費用効用分析[6,7]

医療経済評価は,かけた費用に対する効果判定の方法によって分類される。費用便益分析（cost benefit analysis：CBA）は,効果をも金銭で表すものだが,生命や健康を金銭に換算して評価することには抵抗があり,使用頻度は低い。

費用効果分析（cost effectiveness analysis：CEA）では,余命延長・心血管イベントや骨折発生率低下などを指標とする。同一の疾患に対する異なった治療法を比較する目的であれば直感的にわかりやすい。しかし予算が限られており,医療政策担当者がどこに費用をかけるべきかの決断を迫られた場合,例えば「大腿骨近位部骨折を1件防ぐのに要するビスフォスフォネートの費用」「LDLを1mg/dL低下させるのに必要なスタチンの費用」「大腸がんを1件発見するのに要する検診費用」といったデータがいくらあっても決断できない。すなわちこの方法では,異なった疾患に対する異なった治療を比較することは困難であり,そのためには,疾患によらない共通の指標が必要である。

完全な健康を"1",最悪の状態を"0"とした場合,その疾病・障害状態がどの程度の値に相当するかを効用値（utility）と言い,生存年×効用値にて質調整生存年数（quality adjusted life years：QALY）を求める。QALYを1年延長するのに必要な費用を比較するのが費用効用分析（cost utility analysis：CUA）である。QALYは特定の疾患に依存しないので,これであれば,異なった疾患に対する異なった医療行為を,同一の指標によって比較することができる。表5-1に,よく引用される費用効用分析の例をあげ

表5-1　QALYを1年延長するのに要する費用

	費用/QALY（£）
コレステロール検査・食事療法	220
ペースメーカー植え込み	1,100
股関節人工関節置換	1,180
冠動脈バイパス手術（重度狭心症，左主枝病変）	2,090
腎移植	4,710
コレステロール検査・治療	14,150
冠動脈バイパス手術（中等度狭心症，1枝病変）	18,830
病院での血液透析	21,970
腎性貧血に対するEPO（死亡率10％低下と仮定）	54,380
腎性貧血に対するEPO（生存率不変と仮定）	126,290

文献8）より

る[8]。実際の値はともかく，概念的には，QALYを1年延長するのに必要な金額によれば，全く異なった疾患に対する多彩な医療行為が，同一の指標により比較されているのがわかる。

3）費用効用分析における効用値の算出方法

効用値を求める方法としては，time trade off 法（TTO），standard gamble 法（SG）が，理論的には標準法とされている[6,7]。TTOは，「あなたは現在の健康状態で10年生きられるが，それより短い年数でも，完全な健康状態で生きられるとする，その場合，何年となら交換するか」とたずねるものである。例えば8年と答えれば，その状態の効用値は0.8となる。SGは，勝てば完全な健康が得られるが，負ければ死亡という賭けに，どの程度の確率なら賭けるかというものであり，例えば，この手術が成功すれば完全な健康状態になるが，失敗すれば死亡するとすると，成功率がどの程度なら手術を受けるかというものである。いくらTTOやSGが理論的には正しくても，実地での使用が困難なのは明らかであり，現実的には，次に述べる，quality of life（QOL）質問票を利用する方法がよく用いられる。

4）QOL評価と医療経済

身長，体重，血圧，血糖値など，医療におけるアウトカム評価指標は，ほ

とんどすべて客観的指標であるのに対して，QOLは，患者が自分の生活の質をどのように評価しているかを調査するものであり，これのみが主観的指標である。なお

表5-2　QOL評価指標の種類

疾患非特異的尺度（包括的，generic）　プロファイル型：（例）SF-36　効用測定型：（例）EQ-5D
疾患特異的尺度（disease-specific）

QOLは，経済状態などにも左右されるが，医療における評価としては，健康関連QOL（health-related quality of life：HRQOL）を対象とする。本稿では，HRQOLを単にQOLと標記する。

　QOL評価方法は，大きくgeneric（包括的，疾患非特異的）とdisease-specific（疾患特異的）に分けられ，genericはさらにprofile-type（プロファイル型）とpreference-based-type（効用測定型）に分けられる（表5-2）。Profile-typeはその名前の通り，患者のQOLをいくつかのプロフィールによって記述するものであり，SF-36がその代表である。Preference-based-typeは，最悪の状態を"0"，最高の状態を"1"として，現在の状態がいくらにあたるかを示す効用値（utility）を求めるもので，EQ-5Dが代表的である。EQ-5Dにおいては，5項目（各3段階）の質問結果から，換算表（タリフ）を用いて，効用値が求められる。すなわちQOLの重要な応用のひとつは医療経済評価である。

5）モデル化分析の必要性

　EBM，EBNにおいては，エビデンスに関してランキングがなされている。介入研究であれば，二重盲検による無作為臨床試験（randomized controlled trial：RCT）によるデータ，それに基づいて行われたメタ解析が，最もランクの高いものとされる。このような研究から得られた結論は，非常に重要なものであるが，極めて長期にわたる介入試験は困難であり，データがないという問題点がある。長期効果を知りたい場合，シミュレーションに基づくモデル化分析によらざるをえない。

　モデル化分析にもいくつかの手法があるが，ここでは最も代表的なものであるマルコフモデルを紹介する。図5-1に示すのは，後に高血圧の項で引用するものであり，これを例に説明する[9]。最初wellの状態から出発し，一定

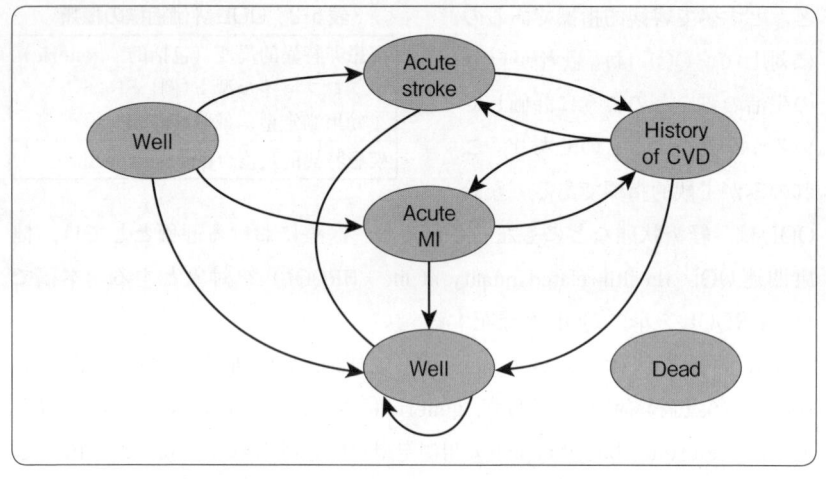

図5-1 マルコフモデルの例
すべての状態から Dead へ移行しうるが，Dead への矢印は省略している。

のサイクル（例えば1年，1カ月など）後に，ある割合（信頼できる資料から求める）で，脳卒中（Acute stroke），急性心筋梗塞（acute myocardial infarction：acute MI），死亡（dead）の状態に移行し，残りは well に留まる。次のサイクルにおいて，また well からは同じ割合で acute stroke や acute MI を起こす。Acute stroke や acute MI からは元の well には戻れず，心血管疾患の既往（history of cardiovascular disease：history of CVD）状態または dead に移行する。その次のサイクルでは，また well からは同じ割合で acute stroke や acute MI を起こし，history of CVD からは，そのままの状態に留まるか，脳卒中や急性心筋梗塞の再発作を起こして acute stroke や acute MI に戻るか，dead に移行する。当然 acute stroke，acute MI，history of CVD からの死亡率は well からの死亡率より高く，history of CVD から再発作を起こして，stroke，acute MI に移行する割合は，well からの確率より高い。介入によって，移行の確率が変化するので，それについても別途計算する。一定期間（10年間，あるいは対象者が80歳に達するまでなど）について，各状態において要する費用を合計し介入に要する費用と比較すると，費用効果分析になり，費用の代わりに各状態の QALY を入力すると，費用効用分

析になる。

6）治療的介入閾値 (intervention threshold：IT)

このようにして，ある疾患に対するある医療行為に関して，QALYを1年延長するのに必要な費用が算出されたとすると，次の問題は，それがいくらまでであれば，妥当な，費用対効果に優れたものと判断されるのかという治療的介入閾値（intervention threshold：IT）である。IT決定には，①薬剤の効果や副作用などの臨床的要素，②その疾患の発生率や死亡率などの疫学的要素，③疾患関連の費用・介入に要する費用などの3つの要素が影響するが，医療経済評価は，これら3つの因子を統合するものであるから，ITの決定に有用である。医療経済評価がIT決定に用いられている例としては，心血管イベント予防に対するスタチンの例が有名であり，この点は脂質異常症の項で述べる。

ITは当然，その国の経済状態などにも大幅に左右されるので，世界共通の確立したコンセンサスはないが，ひとつの目安として，$100,000/QALYを超える医療行為は費用が高いものとみなされ，$50,000/QALY未満であれば，許容範囲であるというものもある。また各国の経済状態に基づいて閾値を決める方法もあり，例えばWHOのCommission on Macroeconomics and Healthは，DALY1年当たりの閾値の目安を，1人当たりGDPの3倍としている。DALYとQALYを同等のものと考えると，英国での閾値は€54,000/QALYとなる[10]。

3．生活習慣病と栄養療法

本稿では，生活習慣病の例として高血圧，糖尿病，脂質異常症，骨粗鬆症を取り上げる。各論的内容はそれぞれの項で述べるが，現在では，いずれの疾患に対しても有効な治療薬が多数利用可能である。しかしどの疾患も，社会のなかでの位置づけを考えた場合には，栄養を中心とした生活習慣改善が欠かせない。本稿では，この点を中心に述べる。

(1) 高血圧

　最初に,『高血圧治療ガイドライン2009』(以下, ガイドライン) に準拠して, わが国における高血圧の現状・問題点を述べる[11]。30歳以上の日本人男性の47.5%, 女性の43.8%が, 収縮期血圧140 mmHg以上, または拡張期血圧90 mmHg あるいは降圧薬服用中であり, わが国における高血圧者は男女合わせて約4,000万人にのぼる。心疾患・脳血管障害 (脳卒中) は, 日本人の死亡原因の第2位・第3位であるが, 高血圧は, 心血管病発症の非常に重要な危険因子であり, 高血圧は特に脳卒中との関連が深い。わが国における脳卒中による死亡率は, 第二次世界大戦後, 感染症対策が進むと急速に増加し, 1965年に頂点に達したが, 1990年にかけて急速に低下した。脳卒中による死亡率の低下には, 罹患率の低下が大きく寄与している。

　現在では, 多くの種類の降圧薬が利用可能であり, ①カルシウム拮抗薬, ②アンジオテンシンⅡ受容体拮抗薬 (ARB), ③アンジオテンシン変換酵素 (ACE) 阻害薬, ④利尿薬, ⑤β遮断薬 ($\alpha\beta$遮断薬) の5種類に関しては, ガイドラインにおいても, 十分な降圧効果があり, 心血管病予防のエビデンスがあるとして, 推奨されている。成人における血圧は, 表5-3のように分類され, 収縮期血圧140 mmHg, 拡張期血圧90 mmHg以上を高血圧とする。栄養などの生活習慣改善は, 降圧薬療法ほどの大きな降圧効果を上げることはできないが, 社会全体における高血圧の重要性という視点に立つと, その

表5-3　成人における血圧値の分類

分　類	収縮期血圧 (mmHg)		拡張期血圧 (mmHg)
至適血圧	< 120	かつ	< 80
正常血圧	< 130	かつ	< 85
正常高値血圧	130〜139	または	85〜89
Ⅰ度高血圧	140〜159	または	90〜99
Ⅱ度高血圧	160〜179	または	100〜109
Ⅲ度高血圧	≧ 180	または	≧ 110
(孤立性) 収縮期高血圧	≧ 140	かつ	< 90

意義が理解できる。ここでは，その論拠を2点あげる。

　まず脳卒中罹患率と死亡率との間には正の関係があり，収縮期血圧10 mmHgの上昇により，男性で約20%，女性では約15%，脳卒中罹患率・死亡率のリスクが高まる。またNIPPON DATA 80によると，脳卒中死亡の半数以上は，軽症高血圧以下（収縮期血圧160 mmHg未満，拡張期血圧100 mmHg未満）と分類される対象群で起こっており，このことは，特に血圧の高い患者に対して集中的に治療するだけではなく，国民の血圧水準を低下させる環境整備が重要であることを示している。

　次は至適血圧の問題である。表5-3をみると，正常血圧よりさらに低い至適血圧という分類があるのを奇異に思われるかもしれないが，これにも理由がある。100万人規模のデータのメタ解析結果によると，血圧が110～115/70～75 mmHg以上で直線的に心血管疾患のリスクが増大する。すなわち"正常血圧"のレベルであっても，至適血圧レベルに比べて，すでに心血管疾患の発病率が上昇しているわけで，社会全体として，脳卒中を中心とした心血管疾患患者を減らすためには，高血圧患者に対する降圧薬治療のみでは不十分である。実際，140 mmHg/90 mmHg以上の高血圧患者は，生活習慣修正と並行して，降圧薬服用の対象とするが，前高血圧（120～139/80～89 mmHg）の例は，生活習慣修正の対象とされている。高血圧に該当しない例を含めて，降圧薬を国民全員に服用させることはありえない選択であるが，生活習慣改善により，国民の血圧水準を低下させることで，社会全体として心血管疾患患者を減らすことができる。

　国民の血圧水準に影響する因子には多くのものがあるが，おそらくその最も大きなものは食塩の過剰摂取であろう。以前より減ったとはいえ，依然わが国においては，食塩摂取の中央値は1日約12 gと多い〔平成20年国民健康・栄養調査〕。『日本人の食事摂取基準（2010年版）』において，食塩摂取の目標量（生活習慣病の一次予防のための値）は，1日10 g未満（男性9 g/日未満，女性7.5 g/日未満）とされている。しかし決してこれが理想なのではなく，6 g以下が望ましいが，当面の達成可能な目標として定められたものである。

表5-4 収縮期血圧2mmHgの低下から推計される脳卒中死亡・罹患および日常生活動作（ADL）低下者数，虚血性心疾患死亡・罹患者数，循環器疾患死亡者数の減少

血圧2mmHgの低下	脳卒中	虚血性心疾患	循環器疾患
死亡者の減少（人）	9,127	3,944	21,055
罹患者の減少（人）	19,757	5,367	−
ADL低下者の減少（人）	3,488	−	−

文献11）より

　1日当たり食塩摂取を3g減らすと，1〜4mmHgの収縮期血圧低下が期待できる。このようなわずかの低下ではあっても，国民全体という視点では大きな意味がある。表5-4に示すように，収縮期血圧2mmHg低下により，脳卒中，虚血性心疾患，循環器疾患の患者数，それによる死亡数がかなり減少する。これは脳卒中罹患率6.4%，虚血性心疾患罹患率5.4%の低下に相当する。

　このような問題は日本だけのものではなく，先進国において，虚血性心疾患，脳卒中による死亡者が多いこと，食塩摂取が大幅に必要量を上回っていることは，各国共通である。その対策として，まず高血圧者に対する減塩指導の徹底が必要だが，実際に減塩していると回答した人においても，その減塩程度は1日せいぜい1〜2gであることがINTERMAP研究で報告されている。

　生活習慣病の予防・治療に対する考え方は，高血圧や脂質異常症を放置すると，将来虚血性心疾患や脳卒中のリスクが増加するので，現在無症状であっても予防・治療が必要というものであり，糖尿病と慢性合併症，骨粗鬆症と骨折の関係も同じである。しかし生活習慣病における食事療法は，生活習慣の改善を含み，苦痛を伴う。将来の有害な事象を避けるために，現在無症状なのに苦痛を伴う生活習慣改善を行うわけで，実行困難なのは容易に予想できる。したがって，個別の指導と並んで，生活習慣改善・食事療法を実行しやすい環境を整えることもまた，非常に重要である。この点に関して，英国・米国から興味深い論文が発表されているので，紹介する。

慢性疾患の予防において、食塩摂取を減らすことは、たばこに次いで有効であると言われている。それでは食塩摂取を減らすにはどうすればよいのであろうか。その場合、食塩のもつ特質をも考慮する必要がある。日本、中国、英国、米国における食塩摂取を調査したINTERMAP Studyによると、中国では家庭での調理において用いられる食塩が最も多いのに対して、日本、英国、米国においては、加工食品由来の食塩摂取が圧倒的に多かった[12]。このような状況では、個人の努力だけで食塩摂取を望ましいレベルにまで下げることは難しい。たばこの場合、増税が非常に有効な手段であり、減塩についても、その可能性が示唆されているが、たばこと異なり、加工食品のコストのなかで、食塩に対する税金の占める割合が低いので、これはたばこのようには有効ではないと考えられている。そこで英国においては2003年に、加工食品の食塩含量を減らす政策を採用し、実際多くの食品の食塩量を20〜30%減少させ、これにより国民の食塩摂取量を40%減少させることが期待されている。

この英国の成功に触発されて、米国でも、ニューヨーク市などの大都市において5年間で20%、10年間で40%、populationとしての食塩摂取を減らすという目標が掲げられた。この目標を達成するためには、加工食品中の食塩含量を5年間で25%、10年間で50%減らさなければならない。2010年になり、米国において、食事からの食塩摂取減少の経済効果に及ぼす影響に関する論文が2本発表されている。

表5-5にBibbins-Domingoらが、食塩摂取量減少による虚血性心疾患・心筋梗塞・脳卒中・全死亡数の減少と、他の介入を比較したものを示す[13]。もし食塩摂取量減少の効果が大きい(High)ほうの仮定を採用した場合、食塩摂取3 g/日減少の効果は、禁煙、体重減少、一次予防としてのスタチン療法、降圧薬治療と同等か、むしろそれを上回るものであった。費用対効果の面から考えると、食塩摂取量減少という介入戦略が優れていることがよりはっきりする。表5-6に示すのは、食塩摂取量減少と降圧薬治療の費用対効果を比較したものである。通常は、生存年数延長やQALY延長のためには、それなりの予算を投資する必要があり、降圧薬治療の場合、一定の医療費削

表5-5 各種の介入による,心血管イベントの減少数(年間,単位;万人)

介　入		虚血性心疾患	心筋梗塞	脳卒中	全死亡
食塩摂取量減少					
1 g/日	Low	2.20 ± 0.20	2.00 ± 0.18	1.30 ± 0.18	1.70 ± 0.24
	High	3.70 ± 0.33	3.20 ± 0.29	2.00 ± 0.29	2.80 ± 0.38
2 g/日	Low	4.40 ± 0.40	3.90 ± 0.35	2.50 ± 0.35	3.40 ± 0.46
	High	7.15 ± 0.63	6.25 ± 0.54	4.00 ± 0.54	5.50 ± 0.75
3 g/日	Low	6.60 ± 0.58	5.80 ± 0.51	3.70 ± 0.51	5.10 ± 0.71
	High	11.00 ± 0.92	9.20 ± 0.78	5.90 ± 0.81	8.10 ± 1.10
禁　煙		4.10 ± 1.00	9.20 ± 1.40	3.20 ± 1.30	8.40 ± 0.93
体重減少(BMI 5%低下)		5.90 ± 0.35	6.10 ± 0.32	0.56 ± 0.06	3.60 ± 0.20
一次予防としてスタチン		5.20 ± 0.56	1.70 ± 0.18	0.66 ± 0.02	0.54 ± 0.05
降圧薬治療		10.00 ± 1.10	10.00 ± 0.97	6.90 ± 1.10	8.00 ± 1.00

Low および High は,食塩摂取量減少による収縮期血圧(SBP)低下が小さいと仮定した場合,大きいと仮定した場合を示す。例えば,高血圧者における SBP が,1 g/日の減少により Low の場合 1.20,High の場合 1.87,3 g/日の減少により,Low の場合 3.60,High の場合 5.61 低下するとする。

表5-6 心血管疾患予防に対する医療経済評価

		介入費用(10億ドル)	削減医療費(10億ドル)	QALY増加(単位;千)	1QALY増加に要する費用(ドル)
食塩摂取量減少					
1 g/日	Low	0.3	4.1 ± 0.8	75 ± 9	cost savings
	High	0.3	7.0 ± 1.4	120 ± 15	cost savings
3 g/日	Low	0.3	12.1 ± 2.4	220 ± 26	cost savings
	High	0.3	20.4 ± 4.1	350 ± 41	cost savings
降圧薬治療		19.5 ± 0.1	14.2 ± 2.7	360 ± 42	15,800 ± 9,900

減効果が見込まれるが,介入にはそれを上回る費用を要し,今回の場合,$15,800 ± 9,900/QALY であった。これは決して悪い数字ではないが,食塩摂取量制限の場合,要する費用がわずかであるのに対し,それを大きく上回

表5-7 40〜85歳の成人に対する累積効果

	企業との協力	食塩税
脳卒中の予防	513,855	327,892
心筋梗塞の予防	480,358	306,137
生存年数増加	1,317,709	840,113
QALY増加	2,060,790	1,313,304
医療費の削減（10億ドル）	32.1	22.4

る医療費削減効果が得られ（このような場合，文献では cost savings あるいは predominant と表示される），はるかに費用対効果に優れていた。

また表5-7に示すのは，Smith-Spangler らの報告であり，企業との協力によって，英国におけると同様，食塩摂取が9.5％減少し，それにより収縮期血圧が1.25 mmHg 低下した場合と，食塩に対する課税を行った場合のシミュレーション結果が示されている[9]。

このように脳卒中などのリスクは，至適血圧以上では，ほぼ連続的に増加するので，食塩摂取減少により国民の血圧レベルを低下させることには大きな社会的意義があり，そのことは医療経済的にもすぐれた方法である。また本稿で述べた以外にも，ガイドラインには，生活習慣の改善のみでは多くの高血圧患者は目標とする降圧は得られないが，降圧薬の種類と用量を減らすことはできると書かれており，そういう面からも医療費削減効果が期待できる。

(2) 糖尿病

厚生労働省の「平成19年国民健康・栄養調査」によると，糖尿病が強く疑われる人は約890万人，糖尿病の可能性が否定できない予備群が約1,320万人で，合わせて2,210万人と推計されており，増加の一途をたどっている。現在糖尿病そのものが直接の死因となることは少ないが，糖尿病のコントロール不良状態が長期持続することにより，慢性合併症を起こす。その多くは血管合併症であり，心筋梗塞，脳卒中，壊疽などの大血管合併症と，網膜症，腎症などの微小血管合併症に分けられる。大血管合併症は動脈硬化によ

るもので，糖尿病特有ではないが，糖尿病はその重大な危険因子である。一方，微小血管合併症は糖尿病に特有である。これらはいずれも，患者個人にとって重大な健康阻害因子であるだけではなく，医療費の面からも，社会にとっての大問題である。例えば透析療法は，患者にとって負担が重いだけではなく，それに要する医療費が極めて高額である。透析導入の原疾患として，1998年に糖尿病腎症が慢性糸球体腎炎を抜いて第1位となり，『わが国の慢性透析療法の現況』（2007年12月現在）によると，原疾患として糖尿病腎症は43.4％と圧倒的に第1位であり，第2位の慢性糸球体腎炎の24.0％を大きく上回っている。したがって糖尿病治療の最大の目的は，合併症を防ぐことである。

糖尿病の予防・治療における食事療法の役割は，多岐にわたる[14]。治療に関して，『科学的根拠に基づく糖尿病診療ガイドライン』の記述をいくつか引用すると，「食事・運動療法がおろそかになれば経口血糖降下薬の効果は低下するので，経口血糖降下薬開始後も，食事・運動療法の実践状況に注意をはらう必要がある」(p.44)，「高蛋白食は，腎機能の悪化を促進し，高リン血症・高カリウム血症を引き起こすので，顕性腎症期まで，腎症が進行した患者に対して，蛋白制限食を開始すべきである」(p.83) のように，糖尿病治療の種々の局面で，食事療法は大きな役割を果たしているが，本稿では，糖尿病の発症予防を取り上げて，医療経済面から考察してみたい。

糖尿病発症のリスクが高い対象者に対して，食事療法を中心とした生活習慣改善により，糖尿病の発症を予防・遅延させうるという論文がいくつか報告されている。フィンランドにおける研究では，糖尿病の家族歴をもち，肥満の（平均BMI 31 kg/m^2）IGT（impaired glucose tolerance）の例であり，生活習慣介入群と対照群に無作為に分けられたところ，1年後の平均体重減少は対照群で0.8 kgに対し，介入群では4.2 kgであった[15]。4年後の累積糖尿病発症率は，対照群23％，介入群11％と，介入により58％抑制された。

米国において行われたDiabetes Prevention Program（DPP）は，BMIが24 kg/m^{2}以上（平均BMI 34 kg/m^2），空腹時血糖値が95〜125 mg/dL，75 gOGTTブドウ糖負荷試験の2時間値が140〜199 mg/dLの耐糖能異常者

を無作為に，①コントロール，②生活習慣改善，③薬物療法（メトホルミン）の3群に分け，生活習慣の改善や薬剤（メトホルミン）の投与により，高血糖，肥満・運動不足などの糖尿病発症の危険因子に対する介入効果をみたものである[16]。

　生活習慣介入群では，最低7％体重を減少させることを目指し，そのために，低カロリー・低脂肪食，週150分以上の運動を目標とし，最初の24週間は，16課から成るカリキュラムに基づいて，ケースマネージャーと1対1での指導が行われ，その後も月1度の個別指導やグループ指導が行われた。この群の対象者においては，6カ月間で体重の目標は50％，運動の目標は74％が達成された。平均2.8年の追跡期間で糖尿病の発症率はプラセボ群で11.0％，メトホルミン群7.8％，生活習慣介入群4.8％で，生活習慣介入群では58％，メトホルミン群では31％糖尿病の発症が減少という結果で，生活習慣介入の効果は，メトホルミンの効果を上回った。

　このDPP研究の結果に基づき，さらに医療経済評価が行われており，糖尿病発症を1件防止するのに必要な費用は，生活習慣介入では$15,700，メトホルミンでは$31,300，またQALYを1年延長するのに要する費用は，生活習慣改善では$31,500/QALY，メトホルミンでは$99,600/QALYであった[17]。メトホルミンはビグアナイド系薬剤であるが，糖尿病治療薬として最も安価な薬剤のひとつであり，メトホルミン250mg錠に対する2010年4月時点でのわが国の薬価は，1錠10円未満である。すなわち，生活習慣改善による糖尿病予防は，最も安価な薬剤を用いた場合よりも，さらに費用対効果に優れていた。

　以上のような分析は糖尿病予防に限った分析であるが，生活習慣改善には，下記のように，それ以外の付加価値があり，実際の効果はさらに大きく，費用対効果はさらに大きい，すなわちこのような分析は，おそらく過小評価である。まず薬物療法と比較すると，生活習慣改善には大きな違いがある。それは薬物療法においては，原則として服用期間のみ費用を発生し，効果も発揮されるが，生活習慣改善に関しては，費用が発生するのは介入中のみであるにもかかわらず，生活習慣がいったん改善し，それが定着すると，

効果は介入終了後も長く続くことである。さらにメトホルミンは糖尿病にしか効かないが，生活習慣改善は，高血圧，脂質異常症など，他の生活習慣病をも同時に改善させるので，実際の効果はさらに大きいと考えられる。これは糖尿病に限ったものではなく，高血圧のガイドラインにおいても，「高血圧に，脂質異常症，糖尿病など，心血管病の危険因子が加わっている場合は，生活習慣の修正は特に重要な治療法であり，最小のコストで，これらの危険因子を同時に減らすことができる」と述べられている。

(3) 脂質異常症

『動脈硬化性疾患予防ガイドライン2007』において，従来の高脂血症は脂質異常症に改められ，表5-8に示すように，総コレステロールが診断基準から省かれ，LDL-コレステロール≧140 mg/dL，HDL-コレステロール<40 mg/dL，トリグリセリド≧150 mg/dLのいずれかを満たすものと定められている[18]。その管理目標・治療目標は，対象者の動脈硬化性疾患のリスクによって異なる（表5-9）。二次予防すなわち，すでに冠動脈疾患に罹患したことのある人に対しては，LDL-コレステロール100 mg/dLという厳しい目標が定められ，生活習慣の改善と同時に，薬物療法が積極的に考慮される。糖尿病患者であれば，カテゴリーⅢ（高リスク群）とされ，LDL-コレステロール120 mg/dLが目標となるが，健診でたまたま高LDL-コレステロール血症が見いだされたが，他の危険因子をもたない例であれば，カテゴリーⅠ（低リスク群）である。

脂質異常症に対する治療薬として，HMG-CoA還元酵素阻害薬（スタチン）・陰イオン交換樹脂，小腸コレステロールトランスポーター阻害薬，ニコチン酸誘導体，プロブコールなどがあるが，このなかでスタチンは，コレ

表5-8 脂質異常症の診断基準（空腹時採血）

高LDL-コレステロール血症	LDL-コレステロール	≧ 140 mg/dL
低HDL-コレステロール血症	HDL-コレステロール	< 40 mg/dL
高トリグリセリド血症	トリグリセリド	≧ 150 mg/dL

ステロール合成の律速段階である HMG-CoA 還元酵素阻害剤であり，体内におけるコレステロール合成を阻害することにより，動脈硬化の危険因子である LDL-コレステロールの血中濃度を有効に低下させ，虚血性心疾患の発生を減少させる薬剤であり，動脈硬化性疾患の予防に関して，最も豊富なエビデンスをもっている。しかし有効な薬剤があるからといって，全例でいきなり薬物療法を開始するのではなく，低リスク群では生活習慣改善がまず行われ，高リスク群では，より早期から薬物療法が考慮される。このあたりの考え方は，高血圧の項で述べたのと，全く同じである。

　日本のガイドラインでは，上記のように，管理目標などが表やフローチャートとして示されているだけだが，海外，特に英国などでは，医療経済面から検討した論文が多数存在する。最初に紹介するのは，「スタチン治療を開始するのは何歳からが妥当か」という，かなり刺激的な題名の論文である[19]。この論文において，「35 歳男性，総コレステロール 6.0 mmol/L (232 mg/dL)，HDL-コレステロール 1.1 mmol/L (43 mg/dL)，血圧 145/95 mmHg」という症例が提示され，この患者にどう対処するのかという問題が示されてい

表5-9　リスク別脂質管理目標値

治療方針の原則	カテゴリー		脂質管理目標値 (mg/dL)		
		LDL-C 以外の主要危険因子	LDL-C	HDL-C	TG
一次予防 まず生活習慣の改善を行った後，薬物治療の適応を考慮する	I (低リスク群)	0	< 160	≥ 40	< 150
	II (中リスク群)	1〜2	< 140		
	III (高リスク群)	3 以上	< 120		
二次予防 生活習慣の改善とともに薬物治療を考慮する	冠動脈疾患の既往		< 100		

LDL-C：LDL-コレステロール，HDL-C：HDL-コレステロール。

る。選択肢として,①ここの状態ですでに同性・同年齢に対して2倍のリスクなので治療する,②虚血性心疾患発生の年間リスクが2％となる60歳まで待つ,③年間リスクが3％となる75歳まで待つという3つがあげられている。このような問題提起がなされているのは,スタチンは比較的高価であり,また高脂血症は患者数が多いので,もし全高脂血症患者に投与したら,それだけで薬剤費のかなりの部分が消費されてしまう,という意識によるものである。表5-10に示すのは,年間の虚血性心疾患発生率が2％以上の例に対して,スタチン治療を行うとした場合,どのような患者が投与対象となるかを考察したものである[20]。「虚血性心疾患の既往＋高脂血症」「血清コレステロールは正常範囲だが虚血性心疾患の既往あり」「高脂血症＋他の危険因子」という例は治療対象となるが,「高脂血症はあるがそれ以外は健康」「他の危険因子をもつが,血清コレステロール正常」という例はグレーゾーンと書かれている。英国で発表されたスタチンの効果,経済評価に関する非常に詳細な分析のまとめを引用すると,「スタチンの費用にみあうだけの効果が上がるか否かに関しては,虚血性心疾患の年間発生率3％というのが閾値となろう」としている[21]。「二次予防,すなわち虚血性心疾患の既往を有する例に対するスタチン投与は費用対効果がよい」と述べられているが,一次予防,すなわち虚血性心疾患の既往を持たない例すべてに対して投与することには疑問を呈しており,費用効果分析の結果として,1件死亡を防ぐのに要する費用は,二次予防では£3,800～9,300であるのに対し,二次予防で

表5-10 治療のカットオフを2％とした場合の,スタチン療法の費用対効果分析

治療の適応
虚血性心疾患の既往あり,高コレステロール血症（4S）
虚血性心疾患の既往あり,正常コレステロール血症（CARE）
高コレステロール血症,その他の危険因子あり（WOSCOPS）
グレーゾーン
高コレステロール血症のみ
正常コレステロール血症＋その他の危険因子
正常コレステロール血症の健常人

は£5,400～13,300であったと述べられている。

すると当然，費用対効果を考慮した場合，すべての高脂血症患者に対して行いうる治療法はないのであろうかという疑問が生じるが，これに関しては，以下に紹介する米国の論文が示唆を与える[22]。これは，スタチンの一種であるシンバスタチンに対して費用効用分析を行ったものである。QALYを1年延長するのに要する費用として，いくらまでなら許容されるのかに関しては，閾値を$50,000/QALYとしており，その結果，二次予防に関してはシンバスタチン治療は閾値以下であり，費用対効果に優れるが，一次予防に関してはそうは言えなかった。一方，高脂血症以外の危険因子を持たない若年者をも含め，すべての例で費用対効果に優れると言えるのは，食事療法のみであった。

（4）骨粗鬆症

骨が特殊な臓器と思われているせいか，骨粗鬆症を生活習慣病に含めると，違和感を覚えられる方があるかもしれないが，そうではない。骨粗鬆症は「骨量の低下と，骨の微細構造の劣化を特徴とし，そのために骨折の危険が増した状態」であり，すでに骨折したものではない[23]。すなわち骨折の危険が増していれば，折れていなくても，骨折を防ぐために治療するという，予防すべき疾患であり，慢性合併症を防ぐために糖尿病を治療し，冠動脈疾患や脳血管障害予防のために高血圧・脂質異常症を治療するのと同様に，生活習慣病として，予防医学的疾患として理解すべきである。骨折が起こらない限り，骨粗鬆症に特徴的な症状はない。したがって，以下に述べるような検査によって，早期に診断することが重要で，この点も他の生活習慣病と同じである。

骨粗鬆症においては特に椎体圧迫骨折（背骨の骨折），大腿骨近位部骨折（足の付け根の骨折），橈骨遠位端骨折（手首の骨折）が起こりやすい。このうち特に大きな問題となるのは大腿骨近位部骨折で，受傷後1年以内の死亡率が約20％と非常に高いうえに，死亡をまぬがれても，骨折以前の生活レベルに戻れないことが多く，要介護の原因となる例も少なくない。いわゆる寝

たきりの原因疾患として，老衰を除くと，脳血管障害に次ぐと考えられている。このことは患者本人にとって，大きな不幸であることは言うまでもないが，医療費，介護に要する費用も莫大であり，社会に及ぼす影響も大きい。したがって，大腿骨近位部骨折の予防は，医学的にも社会的にも，緊急の課題となっている。また「背中が曲がってきた」「若いころより背が低くなった」という訴えが高齢女性に多いが，これは椎体圧迫骨折によるものであり，とかく軽視されやすいが，内臓諸機能低下，QOL低下をきたす。

最近世界的に広く用いられているのは，ビスフォスフォネートである。これは強力な骨吸収抑制剤であり，椎体圧迫骨折，非椎体骨折とも，著明に減少させることが証明されている。女性ホルモン欠乏が骨粗鬆症の原因であれば，ホルモン補充療法（hormone replacement therapy：HRT）がよさそうだが，骨密度増加には有効なものの，子宮，乳腺などへの副作用の懸念から処方頻度は低い。一方，骨には女性ホルモンとして作用するが，子宮・乳腺に悪影響のない selective estrogen receptor modifier（SERM）と呼ばれる女性ホルモン誘導体は，椎体圧迫骨折抑制効果があり，最近広く使用されている。このように有効な治療薬が利用可能になっても，例えば50歳以上の国民全員に服用させるわけにはいかないのは，他疾患と同様である。

疾患発生リスクが高く，その薬剤の予防効果が大きいほど，費用対効果はよい値となる。したがって骨折リスクの非常に高い群に対して，ビスフォスフォネートなどを用いて薬剤治療介入を行うことは，費用対効果に優れた医療行為である。しかし中～低リスク集団に対しても，このような治療介入を行うことは，要する費用，発生しうる副作用の可能性などを考えると，とうてい実行不可能であり，高血圧における減塩のように，国民全体のリスクを低減させる必要があり，その場合多数かつ多様な対象者に対して行いうることが必須であるから，安全かつ安価なものでなければならず，栄養，運動などの生活習慣改善が中心となる。ここでは，ビタミンDについて述べる。

ビタミンDの最も重要な作用は腸管からのカルシウム・リンの吸収促進である。このためビタミンD欠乏によるカルシウム・リンの吸収障害のため，石灰化障害であるクル病，骨軟化症が起こる。最近クル病，骨軟化症を

起こすほどの重症の欠乏 (deficiency) より軽度の不足 (insufficiency) であっても骨粗鬆症の原因となること，その頻度は高齢者や長期入院患者などでは非常に高いことが注目されている。

海外ではビタミンDの骨折予防効果に関する医療経済評価の論文がいくつかある。一例を示すと，Decalyos Studyは，フランスで行われた臨床研究であり，3,270名の高齢女性を2群に分け，一方にはビタミンD_3 800 IU/日＋カルシウム1,200 mg/日，他方にはカルシウム1,200 mg/日のみ投与が36カ月行われた[24]。大腿骨近位部骨折は，Caのみ群では1,127名中184名に起こったのに対し，D群では1,176名中138名であり，1,000名当たり46件の大腿骨近位部骨折が予防できたことになり，施設入居高齢者全員に，ビタミンD＋カルシウムの補充を行うならば，それにより，1億5千万フランの医療費が削減できるものと推測されている。骨折の危険因子として低骨密度はもちろん重要だが，大腿骨近位部骨折など非椎体骨折の場合，転倒がきっかけになる例が非常に多い。最近ビタミンDには，転倒防止効果も注目されていることから，骨密度低下を防ぐ作用に加えて，複数の作用点から，骨折予防に役立つ可能性がある。なお上記の研究は，大腿骨近位部骨折のみに注目したものであるが，実際にはビタミンD欠乏（不足）の改善によって，それ以外の骨折についても予防効果が見込まれるので，実際の経済効果はさらに大きく，上記の推定は，おそらく過小評価である。

最近海外では，800 IU/日程度のビタミンDによって，大腿骨近位部骨折を含む骨折予防効果があるという，大規模研究・メタ解析があいついで発表され，その社会的側面にも言及されている。Tangらは，29のRCT，63,897例のデータのメタ解析結果から，ビタミンDの有効性を報告しているが，NNT＝63であったと述べている[25]。この研究が，50歳以上の女性が対象で，決して骨折リスクが非常に高い集団だけを選んだものではないことを考えると，これは非常によい数字であり，循環器領域でのNNTと比べても遜色ない[26]。

4. 臨床栄養管理の社会的意義

(1) 一次予防と医療経済

　以上，高血圧，糖尿病，脂質異常症，骨粗鬆症を例に述べたが，その他の疾患についても，画期的な新薬が次々登場している。それらの効果に比べると，栄養療法の効果は小さく，地味である。しかし栄養療法には，薬物療法にはない利点がある。

　第一に，栄養療法に要する費用は，薬物療法よりはるかに安い。したがって，かけた費用に対する効果という，費用対効果の観点からは，栄養療法は薬物療法に匹敵するか，あるいはそれを上回ることもある。第二に，栄養療法は，薬物療法よりはるかに広い範囲に効果を発揮しうることである。高血圧や糖尿病の項で述べたように，降圧薬は高血圧，糖尿病治療薬は糖尿病には有効だが，それ以外には効かない。一方，栄養療法が成功すれば，種々の生活習慣病のリスクを同時に低減することができる。このような視点は，特に生活習慣病対策において重要であろう。例えばメタボリックシンドロームは，内臓脂肪の増加によるインスリン抵抗性を基盤として，糖代謝異常，脂質異常症，高血圧などを起こすものである。個々の病態に対して個別の薬物療法を行うより，生活習慣の改善によって内臓脂肪の減少，インスリン抵抗性を改善できれば，すべて同時によくなるはずである。第三に，薬物療法は服用している期間のみ有効であるが，いったん身についたよい生活習慣は永続しうることである。

　栄養療法のこのような特質は，社会全体として疾患の予防のためには非常に望ましいものである。医療経済評価論文においては，通常は費用対効果が分析されるが，これに加えて，社会全体という視点をも併せもつ必要性があるであろう。骨粗鬆症を例に取ると，Sandersらは，骨折を半減させる薬剤で治療するというシミュレーションを行っており，当然骨折リスクの高い集団に対して治療介入を行うほうが，費用対効果はよい。しかしこれで予防できるのは全骨折の一部のみである[27]。すなわち，社会全体としての骨折の大多数は中～低リスク群から発生するので，費用対効果のよい高リスク群限定

で介入しても，社会全体として予防できる骨折の絶対数は限られる。また高血圧に関しても，脳卒中死亡の半数以上は，軽症高血圧以下（収縮期血圧160 mmHg 未満，拡張期血圧 100 mmHg 未満）の群で起こっており，特に血圧の高い患者に対して集中的に治療するだけではなく，国民の血圧水準低下が重要であることは，上に述べた[11]。

　疾患の予防は，一次予防，二次予防，三次予防に分類される。三次予防はリハビリテーションのように，疾患に罹った後の対策，二次予防は疾患の早期診断・早期治療，一次予防は生活習慣の改善などによって疾患を未然に防ぐことを目指すものである。また予防に関するアプローチの方法から，high risk approach と population approach に分けられる。前者はその名前の通り，疾患発生のリスクの高い群に対して，集中的に介入を行うものである。疾患発生リスクが高く，その薬剤の予防効果が大きいほど，費用対効果はよい値となる。したがって骨折リスクの非常に高い群に対して，ビスフォスフォネートなどを用いて薬剤治療介入を行うことは，費用対効果に優れた医療行為である。

　しかし中～低リスク集団に対してもこのような治療介入を行うことは，要する費用，発生しうる副作用の可能性などを考えると，とうてい実行不可能である。例えば，50歳以上の全女性に，ビスフォスフォネートを服用させるというのは，ありえない選択である。このような場合には，集団のリスクを低いほうに平行移動させる population approach が行われる。その場合，多数かつ多様な対象者に対して行いうることが必須であるから，安全かつ安価なものでなければならず，栄養・運動などの生活習慣改善が中心となる。言い換えると，栄養療法は，絶対的な効果は新薬より小さいが，かかる費用は圧倒的に低いので，費用対効果には優れており，中～低リスク集団に対する一次予防，population approach には，非常に適しているということである。

（2）薬物療法の基礎としての栄養療法の意義

　ここまで述べてきたのは食事療法単独に対する評価であるが，それだけに

限定したのでは,おそらく食事療法は過小評価される。食事療法は他の薬物療法の基礎になっていることが多く,薬剤の効果とされているもののなかには,食事療法＋薬物の効果と考えられる例が少なくないからである。大規模臨床試験において,薬剤が著効を示したという論文を見ると,とかく表面的にそのはなばなしい結果のみに目を奪われがちであるが,方法をよく読むと,食事療法が薬物療法をサポートしていることが非常に多い。ここでは2つの例をあげる。

糖尿病の分野で非常に有名な,Diabetes Control and Complications Trial（DCCT）という大規模臨床研究がある[28]。これは糖尿病患者を強化療法群と従来療法群に分け,9年間経過を追ったものである。その結果,HbAlcは強化療法群で7％に対し従来療法群で9％と明らかに強化療法群においてコントロールがよかった。さらに合併症の発症・進展率も強化療法群で低下しており,試験開始時に網膜症がなかった患者が9年後に網膜症を発症する危険率は,強化療法群では76％も低下していた。強化療法群では1日に3回以上のインスリン自己注射によって管理されており,この結果はとかく強化インスリン療法の効果を示すものと考えられがちである。しかし,強化療法群では毎週管理栄養士とのミーティングが行われていたことに注目する必要がある。すなわち強化療法群の効果は,食事療法がきちんとできた状態で,強化インスリン療法を行った場合の結果であって,食事療法ぬきにインスリンの注射回数だけ増やしても,これだけの効果は得られないであろう。この間の事情が米国栄養士協会雑誌に,以下のように記載されている[29]。「当初DCCTにおける栄養士の役割は,患者評価・食事調査・教育・会議への参加に限られていた。しかし研究が進むにつれて,強化療法群においてよいHbAlc値を保ち,体重増加を防ぐためには,食事療法を守ることが欠かせないことがわかり,栄養士は専門技能を広く使うことが求められるようになった。その結果,DCCT研究チームは,栄養士が患者の選択・強化療法の実施・評価に,これまでよりはるかに積極的にかかわらなければならないことを認識するようになった」。

近年,骨粗鬆症の治療薬の進歩が著しく,大規模臨床試験の結果,骨密度

を増加させ、骨折を抑制することが示されている薬剤が次々登場している。しかしこれら大規模臨床試験においては、カルシウム・ビタミンDが補充されたうえで、薬剤が投与されているものが非常に多い。一例をあげると、リセドロネートは強力な骨吸収抑制薬であり、骨密度を著明に増加させ、骨折の発生を抑制した。しかし「対象と試験デザイン」の項を読むと、「骨折のリスクの高い骨粗鬆症患者に対して、全例にカルシウム1,000 mg投与し、さらに血清ビタミンD濃度を測定し、低値の場合、ビタミンDを補充したうえで、臨床試験を開始した」と記載されている[30]。すなわちリセドロネートの優れた骨折抑制効果は、カルシウム・ビタミンDが充足している状態でのものであり、カルシウム・ビタミンDが不足していても同じ効果が得られるかどうかは不明である。

5．おわりに

　本稿では、生活習慣病の予防における栄養療法の意義を、社会的側面・医療経済評価の観点から論じ、栄養療法は費用対効果に優れ、安全性を考えると、集団全体に対するpopulation approachの手段としては非常に適していることを述べた。紙幅の関係で、本稿では触れることができなかったが、生活習慣病だけではなく各種疾患の治療においても、栄養療法の重要性は広く認められているし、高齢者の健康維持における栄養管理の重要性も言うまでもない。

　本稿で示したような研究は、わが国ではほとんど行われてこなかったが、最初に述べたように、基礎研究・臨床研究に加えて、第3の研究分野として、社会あるいは行政に対して、栄養の重要性を訴えるための重要な手段となるのではないだろうか。

　謝辞：本稿の執筆にあたっては、大阪樟蔭女子大学学芸学部健康栄養学科講師
　　　　桒原晶子先生のご助言・ご助力を頂いた。

文 献

1) Health Economics. Key topics in evidence based medicine. 2001, p.121.
2) Donaldson C., Mugford M. and Vale L.(eds.)：From effectiveness to efficiency：an introduction to evidence-based health economics. *In*：Evidence-Based Health Economics. BMJ Books, BMJ Publishing Group, U.K. 2002, p.1-9.
3) 近藤克則：医療費抑制の時代を超えて─イギリスの医療・福祉改革．医学書院，2004.
4) Guyatt G. and Rennie D.（古川壽亮，山崎　力監訳）：臨床のための EBM 入門．医学書院，2003.
5) Teutsch S.：The cost-effectiveness of preventing diabetes. Diabetes Care 2003；26；2693-2694.
6) Drummond M., O'Brien B., Stoddart G. et al. (eds.)：Methods for the Economic Evaluation of Health Care Programs. Oxford University Press, Oxford United Kingdom, 1997.
7) 坂巻弘之（編）：やさしく学ぶ薬剤経済学．じほう，2003.
8) Mason J., Drummond M. and Torrance G.：Some guidelines on the use of cost effectiveness league tables. BMJ 1993；306；570-572.
9) Smith-Spangler C.M., Juusola J.L., Enns E.A. et al.：Population strategies to decrease sodium intake and the burden of cardiovascular disease. Ann Intern Med 2010；152；481-487.
10) Kanis J.A., Burlet N., Cooper C. et al.：European guidance for the diagnosis and management of osteoporosis in postmenopausal women. Osteoporos Int 2008；19；399-428.
11) 日本高血圧学会高血圧治療ガイドライン作成委員会（編）：高血圧治療ガイドライン 2009．日本高血圧学会，2009.
12) Anderson C.A.M., Appel L.J., Okuda N. et al.：Dietary sources of sodium in China, Japan, the United Kingdom, and the United States, women and men aged 40 to 59 years: the Intermap Study. J Am Diet Assoc 2010；110；736-745.
13) Bibbins-Domingo K., Chertow G.M., Coxson P.G. et al.：Projected effect of dietary salt reductions on future cardiovascular disease. N Engl J Med 2010；362；590-599.
14) 日本糖尿病学会（編）：科学的根拠に基づく糖尿病診療ガイドライン（改訂第 2 版）．南江堂，2007.

15) Tuomilehto J., Lindström J., Eriksson J.G. et al.: Prevention of type 2 diabetes mellitus by changes in lifestyle among subjects with impaired glucose tolerance. N Engl J Med 2001 ; 344 ; 1343-1350.
16) Diabetes Prevention Program Research Group.: Reduction in the incidence of type 2 diabetes with lifestyle intervention or metformin. N Engl J Med 2002 ; 346 ; 393-403.
17) Diabetes Prevention Program Research Group.: Within-trial cost-effectiveness of lifestyle intervention or metformin for the primary prevention of type 2 diabetes. Diabetes Care 2003 ; 26 ; 2518-2523.
18) 日本動脈硬化学会（編）：動脈硬化性疾患予防のための脂質異常症治療ガイド 2008 年版．協和企画, 2008.
19) Ulrich S.: What is the optimal age for starting lipid lowering treatment? BMJ 2000 ; 320 ; 1134-1140.
20) Shepherd J.: Economics of lipid lowering in primary prevention: lessons from the West of Scotland Coronary Prevention Study. Am J Cardiol 2001 ; 87 (Suppl.) ; 19B-22B.
21) Ebrahim S., Davey S.G., McCabe C. et al.: What role for statins? A review and economic model. Health Technol Assess 1999 ; 3(19) ; i-iv, 1-91.
22) Prosser L.A.: Cost-effectiveness of cholesterol lowering therapies according to selected patient characteristics. Ann Intern Med 2000 ; 132 ; 769-779.
23) 骨粗鬆症の予防と治療ガイドライン作成委員会（編）：骨粗鬆症の予防と治療ガイドライン 2006 年版．ライフサイエンス出版, 2006.
24) Lilliu H., Pamphile P., Chapuy M.-C. et al.: Calcium-vitamin D_3 supplementation is cost-effective in hip fracture prevention. Maturitas 2003 ; 44 ; 299-305.
25) Tang B.M., Eslick G.D., Nowson C. et al.: A Use of calcium or calcium in combination with vitamin D supplementation to prevent fractures and bone loss in people aged 50 years and older: a meta-analysis. Lancet 2007 ; 370 ; 657-666.
26) Reginster J.-Y.: Calcium and vitamin D for osteoporotic fracture risk. Lancet 2007 ; 370 ; 632-634.
27) Sanders K.M. Nicholson G.C., Watts J.J. et al.: Half the burden of fragility fractures in the community occur in women without osteoporosis. Bone 2006 ; 38 ; 694-700.
28) The Diabetes Control and Complications Trial Research Group.: The effect of intensive treatment of diabetes on the development and progression of

long-term complications in insulin-dependent diabetes mellitus. N Engl J Med 1993 ; 329 ; 977-986.
29) Delahanty L., Simkins S.W., and Camelon K. : Expanded role of the dietitian in the Diabetes Control and Complications Trail: implications for clinical practice. J Am Diet Assoc 1993 ; 93 ; 758-764.
30) McClung M.R., Geusens P., Miller P.D. et al. : Effect of risedronate on the risk of hip fracture in elderly women. N Engl J Med 2001 ; 344 ; 333-340.

第6章
栄養不良の経済的意義

マリノス　エリア

1. はじめに

　栄養不良罹患率，栄養不良の臨床的あるいは公衆衛生上の影響に関する情報は豊富にあるが，栄養不良の経済的意義に関する情報はほとんどない[1]。その理由のひとつは，栄養不良の悪影響を金額に換算しにくいためである。金額は，それを判断するための患者の疾患状態，社会経済的状態，平均余命，文化的背景によって大きく異なり，対象が患者か，医療従事者か，あるいは健常人かによっても影響を受ける。もうひとつの問題点は，さまざまな経済分析法が存在することであり，それぞれの区別がつきにくく，十分に理解されていない場合もある。したがって栄養不良に関するほとんどの研究は，正式な経済分析が研究計画に組み込まれていない。ある程度のレトロスペクティブ分析は可能だが，それも理想とは程遠い。さらに栄養不良は疾病と共存する場合が多く，それぞれが相互の素因となる可能性があるので，栄養不良単独の影響を示すことは困難である。このような理由から，栄養不良とそれに付随する疾病（疾病に関連した栄養不良）のコストは一般的にひとくくりでとらえられている。次のセクションでは疾病関連栄養不良のコストについて論じるが，治療介入によるコスト節減の程度は考察しておらず，他の種類の経済的評価の有用性についても簡単な言及にとどまっている。

サザンプトン大学医学部

2. 疾病に関連した栄養不良コストの評価

先進国で,栄養不良に付随するコストを試算した情報はほとんどない。しかしながら栄養不良は疾病の素因となり,病気の回復を遅らせ,医療費を増やすことを考えれば,コストは相当な額にのぼるものと予測される[2]。このようなコストの増大を理解するためには,病院とコミュニティ社会の両方の栄養不良によるコストを横断的に分析することが必要であろう。

米国ペンシルベニア州の2つの急性期病院を対象とした調査では,過去に遡り患者771人のカルテを見直し,病院のコストと入院時の栄養不良の頻度を評価した[3]。それによると,客観的または主観的評価に基づく栄養不良のリスクがある患者は,栄養不良状態にない患者よりも多くのコストが必要であった(患者1人当たり5,519米ドル対3,372米ドル;1988年以前の価格;栄養不良のリスクがある患者のコストは67%多く,請求金額は46%多い)。その後,米国オハイオ州で行われたプロスペクティブ調査[4]では,栄養不良のリスクがある患者(患者172人中56人;体重減少または低アルブミン血症を基準として体重で評価)の医療費は,リスクなしとされた患者に比して大幅に上回っていた(患者1人当たり6,196米ドル対4,563米ドル;1998年以前の価格;コストは36%多い)。栄養不良のリスクのある患者はまた,在宅医療サービスの利用率も高い傾向にある。米国イリノイ州で実施された別の調査[5]でも,7日以上入院し,主観的包括的評価により栄養状態が悪化したと判定された患者は,正常な栄養状態を維持した患者よりも入院費が顕著に高かった(患者1人当たり45,762米ドル対28,631米ドル;2000年以前の価格;コストは62%多い)。米国のあるレビューによると,栄養不良患者の医療費は栄養状態のよい患者より約35.75%多いとされている[6]。栄養不良患者にかかる年間医療費は栄養不良患者1人当たり5,000ドルとして,およそ180億ドルであった(1993年以前の価格)[7]。

疾病に関連した栄養不良による病院コストの増加傾向は欧州でも報告され[2,8-10],ブラジル[11]など他の国々でも認められる。例えば英国の病院では,栄養のスクリーニング・アセスメントツール(Malnutrition Universal Screening

2. 疾病に関連した栄養不良コストの評価　159

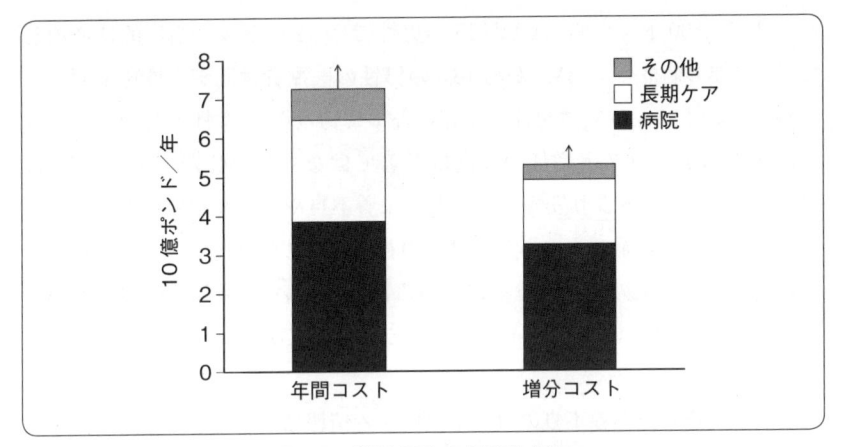

図6-1　栄養不良の経済的側面

疾病に関連した栄養不良の年間コストと増分コスト（公的費用のみ）の概算（2003年，英国）。

増分コストとは，栄養不良ではない（MUSTに準拠して栄養不良低リスク）患者の治療費と比較し，同人数の栄養不良患者を治療する場合に余分にかかるコストをいう。コストにはすべてのサービスが含まれているわけではないため，グラフの上にある矢印は最低限の値を意味する。　　　　　　　　　　　　　　　　　　　　　　　　文献8）より

Tool：MUST）で特定した疾病関連栄養不良のコストは，栄養不良のリスクが中程度から高度の患者では低リスクの患者に比して40％多かった（$p<0.001$, $n=857$）。この追加のコストは外科病棟で11％，高齢者病棟で36％，整形外科病棟で44％，一般内科病棟で71％と，病棟によって差異が認められる[10]。ブラジルの調査[11]では，25病院の患者709人を無作為に選び，主観的包括的評価で栄養不良のリスクのある患者を分類した。これらの病院は，1996年に実施された大規模な病院内栄養不良調査にも参加していた。栄養状態のよい患者にかかる日常的なコストは1人当たり138ドル，それに対して栄養不良患者では65％多く，平均228ドルであった。コミュニティ社会におけるコストは試算されていない。

　コミュニティ社会でのコストについては，1987年に米国で実施された国民医療費調査（世帯調査）のレトロスペクティブ分析に基づいて，ある程度の推察が可能である[12]。男性の年間医療費は，ボディマス指数（BMI）が21

の男性で 1,300 ドルから BMI が 15 の男性では 3,250 ドルで漸次的に増加した（2003 年の価格）[12]。BMI が約 18.5 の男性の医療費は肥満男性を上回っている（例えば BMI が 39 の男性では 1,700 ドルであった）。女性の場合，男性ほど低体重によるコスト増加の傾向は顕著ではなく，BMI が 15 のコストは BMI が 39 のコストより安価であった。栄養不良やその進行の可能性が推察される，最近の体重減少，あるいはその程度は，この分析では考慮されていない。さらに，国の医療費総額に占める割合の高い 65 歳以上の被験者が含まれていないため，栄養不良のコミュニティ社会でのコストの総額は試算できていない。

疾病に関連した栄養不良のコストに関する情報は，さまざまな国で，それぞれ異なる時期に収集されたデータである。そのため，栄養不良の基準もまちまちであり，初歩的な算出方法に問題がみられる報告もある。したがって，多様な治療環境で特定の時期に生じる疾病に関連した栄養不良のコストを全国レベルで統合し，正確に試算するのは困難である。しかし英国では最近，栄養不良を特定する統一した基準を治療環境全体に適用し，全国統計を出す試みがなされた[8]。

3．英国における疾病に関連した栄養不良に関するコストの評価

2001 年に出された報告書によると，英国における疾病に関連した栄養不良の年間コストは 150〜200 億ポンド[13]，国民医療費の実に 20〜27％を占めていた〔経済協力開発機構（OECD）によれば，同年の国民医療費は 748 億 8,300 万ポンド[14]〕。残念ながら，この疾病に関連した栄養不良コストの試算はあくまで非公式のものであって，算出基準に関する情報はない。

英国における疾病に関連した栄養不良のコストのより正式な分析は，英国静脈経腸栄養学会の健康経済グループにより行われており（2003 年の価格），病院およびコミュニティ社会（例：自宅，各種介護施設）における 65 歳以上および 65 歳未満の人々の栄養不良罹患率に関する情報，医療資源の利用率とコストがまとめられている[8]。これらについては以下で個別に取り上げる

が,コミュニティ社会における高齢者の栄養不良には特に注意を向ける必要があることを示している。その理由として,高齢者層とその環境に関する情報がほとんどなく,栄養不良は,治療の経済モデルと社会的公正,すなわち医療格差を反映しているからである。

(1) コミュニティ社会における栄養不良の罹患率(医療機関外)

栄養不良の罹患率は MUST[15] または MUST に類似する基準を用いて算出されているが,基準は,全国食事栄養調査[16] および各種病態と代替治療の関係についての調査に使用されている。

英国のコミュニティ社会における栄養不良(MUST類似基準では中・高リスク)の罹患率は年齢とともに増加し,65歳以上では10%を超えていた。この結果は,自宅生活者と施設生活者,それぞれの栄養不良の罹患率を統合したものである。英国における65歳以上の栄養不良の罹患率は,中央部が12.3%,南部が11.3%に対して北部は19.4%と高くなっていた($p<0.001$)。これらの差異は,ビタミンC欠乏症の罹患率の南北差,またビタミンC,カロテノイド,ビタミンDの循環血中濃度の地域格差と同じである[17]。栄養状態のこうした格差は,教育や経済状態など他の格差とも関係しているが,これらの要因では栄養不良の罹患率の地域格差の一部しか説明できない。

MUSTを用いた別の調査では,同じ地域内の栄養格差について検討している[18]。入院患者1,000人を被験者として,それぞれの居住地区に適用される国内基準に基づいた複合指数を各被験者に当てはめた。年齢と性別で調整したデータでは,栄養不良(MUSTで中・高リスク)の人は,そうでない人(低リスク)よりも複合指数が高値を示した。さらに,複合指数が高く,栄養不良が進んでいる人は,病院で死亡する確率が高くなっている。これらの格差の経済的影響については,疾病に関連した栄養不良に対する国の支出について論じる。

(2) サービスのコスト

栄養不良に関する医療経済レポート[8]では,保健省(www.dh.gov.uk),およびNettenとCurtisの研究[19]の情報に基づいて医療サービスの利用率を算出し,コストを試算している。それによると,栄養不良の人のほうがそうでない人よりも多くのサービスを頻繁に利用していた。例えば65歳以上でみると,入院頻度で82%(0.503回対0.276回/年),入院日数で約30%,一般開業医通院頻度で65%(7.096回対4.307回/1人/年),総合病院外来通院頻度で33%(1.355回対1.019回/1人/年),それぞれ上回っていた。さらに,在宅治療よりも入院治療のほうが多かった。

(3) 公的医療費の推計

疾病に関連した栄養不良に支出される英国の公的医療費は2003年で73億ポンド以上と推計され,その約半分は病院治療,残り半分は主として高齢者に対するコミュニティ社会でのケアのコストである。コミュニティ社会では,おもに長期ケア(約26億ポンド)と一般開業医への通院(5億ポンド以上,おそらく5億～10億ポンド)にかかるコストである。コミュニティ社会における人工栄養と経口栄養補助剤の年間支出額はわずか1億5,000万ポンドほどで,病院の場合はさらに少ない(5,400万ポンド,表6-1)。これらのデ

表6-1 病院およびコミュニティ社会での中心静脈栄養法,経腸経管栄養法,経口栄養補助剤の年間コスト概算(2003年,英国)

	病院 (100万ポンド/年)	コミュニティ (100万ポンド/年)	合計 (100万ポンド/年)
中心静脈栄養法	47.5	17.6	65.1
経腸経管栄養法[1]	3.2	66.4[1]	69.1
経口栄養補助剤[2]	2.8	65.3	68.1
合計	53.5	149.3	202.8

[1]:在宅経腸経管栄養法(自宅+介護施設)の最も一般的な適応症は脳血管障害で,有病者の1/3を占める。
[2]:三大栄養素と微量栄養素の両方を含む栄養補助剤のみを指す。

文献8)より

ータに関して，次の5点をあげることができる。

① 疾病に関連した栄養不良には莫大な医療費が支出されている。2003年のOECDの試算では，英国の国民医療費は876億4,700万ポンドで，うち748億7,200万ポンドが公的支出，127億7,500万ポンドが民間支出である[14]。すなわち，疾病に関連した栄養不良にかかわる公的支出（73億ポンド以上）は国民医療費の約10％以上を占めたことになる。2003年の公的医療費は国内総生産（GDP）の6.8％（1人当たり約1,257ポンド）であるから，栄養不良に対するコストはGDPの0.68％以上となる。

② 栄養不良に支出される公的医療費は肥満関連の公的医療費（英国下院保健委員会による試算で年間34～37億ポンド：2002年の価格）を上回っているものとみられる[20]。栄養不良のコストは肥満と過体重のコストを合計した金額（下院保健委員会の試算で年間66～74億ポンド）と同程度である。メディアは栄養不良よりも過体重/肥満を大きく取り上げる傾向がみられるが，どちらも重大な問題であり，経済的影響はいずれも大きく，適切な予防法と治療法が必要である。意外にも，OECD加盟18カ国の2005年における予防・公衆衛生費は国民医療費のわずか0.5～5.9％にすぎない[14]。

③ 病院とコミュニティ社会の両方における疾病に関連した栄養不良に対するコストのなかで，高齢者のコストが突出している。65歳以上は人口の約15％足らずであるが，疾病に関連した栄養不良に支出される公的医療費の半分以上が65歳以上に向けられている（主として入院長期治療）。高齢人口は最も急速に増加していることから，この支出は今後さらに増加していくものとみられる。国連の試算によると，世界の先進地域における65歳以上の人口は2000年の14％から2025年には21％に達する。

④ 医療従事者を対象としたガイドライン[21-23]の目標のひとつは，より有効で，より統一した治療法を促進し，医療格差を是正することである。しかしながら，ほとんどの医療従事者は医療機関を利用する人を治療するだけであり，このアプローチでは医療格差を是正できない。根本原因の一部は医療セクターの外部にあり，医療サービスを利用しない人，あるいは病気が進行し，栄養不良が深刻化してからようやく医療サービスを利用する人に対応

するためのアプローチも別に必要である。この問題への対処方法のひとつは，患者と一般大衆の意識向上を図り，実践的な予防と治療に意識を向けていくことである。ある非政府組織グループは，コミュニティ社会における高齢者の栄養不良に関する報告書を 2006 年に英国の下院で発表したが，この報告書でも同様のポイントに焦点を絞っていた[24]。しかしながら，学歴が高く恵まれた層の保健衛生を向上させる場合よりも，貧困層の保健衛生の向上[25]には，コストがかかる可能性があり，学歴が高く恵まれた人では治療のコンプライアンスが高く，医療サービスへのアクセスがよく利用しやすいなど，医療格差には多くの理由が関係している。一方では医療システムの効率性，他方では公平・公正，その最適なバランスは何か。この 2 つが対立しているとき，医療格差をなくすために効率性をどの程度まで犠牲にできるのか[26]。公平・公正とは，正確には何を意味するのか。医療の格差や不平等をめぐるこれらの倫理的課題，考え方については，他の論文で詳しく取り上げられている[25,27-29]。

⑤ 疾病に関連した栄養不良コストの単純な試算には，治療介入によるコスト節約が考慮されないというジレンマがある。この点は病院経営者やヘルスプランナーに特に関係する。疾病に関連した栄養不良の全体的なコストは相当な金額にのぼり，したがってごくわずかな節約でもかなりの額を削減できる。例えば英国の栄養不良に対する年間コストの 1 ％を節約すると，金額にして 7,300 万ポンドを超える。病院での経口栄養補助剤による治療介入の調査によれば，個々の患者，介入の種類と期間によって，治療費総額の 10 ％以上の節約が可能である[8]。次は栄養面の治療介入の具体例を取り上げ，さまざまな種類の経済的評価の利点と限界を検証し，それらの評価を横断的評価と組み合わせて政策提言につなげる方法を示す。

4．栄養治療介入の経済的評価

(1) コスト分析

　栄養補給のランダム化比較試験に関係するコスト分析例を以下にあげる。

1) 病　　院

① 7件のランダム化比較試験により［外科1，高齢者1，脳卒中1，大腿骨頸部骨折1，腹部手術患者4］，病院における経口栄養補助剤（ONS）と通常治療のそれぞれの効果を比較したところ，入院期間の短縮により，栄養補助剤を使用したグループで患者1人当たり320～5,040ポンドのコスト節約がみられた[9]。

② 腹部および整形外科手術を受けた患者の入院期間に基づいて，7件のランダム化比較試験と1件のクロスオーバー試験（ONS有 vs. 無）[8]を分析したところ，ONSを使用したグループに一貫してコスト節約効果が認められた（患者1人につき平均1,166ポンド，下位四分位966ポンド，上位四分位1,368ポンド）。2003年用として英国保健省から支給されている具体的な単位原価を用いた合併症コストに基づく個別経済モデルでも，栄養補助剤を使用したグループで有意にコストの節約効果がみられた（節約額は患者1人当たり平均321ポンド，上位四分位392ポンド，下位四分位233ポンド）。

③ 腹部手術を受けた患者の調査6件のメタ分析（n = 被験者418人；ONS有 vs. 無）では，栄養補助剤を使用したグループで有意のコスト節約がみられた[8]。英国で実施された調査5件だけをメタ分析で考慮した場合でも（n = 被験者358人），結果は有意であった[8]。

④ 経腸栄養法のメタ分析では床ずれを防止することが明らかであり[30]，有意の経済的効果につながっている[31]。

⑤ 手術に際して"免疫賦活経腸栄養法"を受けた患者の調査でもコスト分析が報告されており（n-3系脂肪酸，RNA，アルギニンの投与；効果，サンド）[32-34]，"免疫賦活経腸栄養法"を使用したグループで全体的に良好な結果が得られている。

2) コミュニティ社会

① 外科手術で入院する2週間ほど前から栄養補助剤を使用した調査3件では，補助剤を使用したグループに有意のコスト節約がみられた（患者1人当たり688ポンド；p = 0.008；下位四分位497ポンド，上位四分位828ポンド）[8]。

② 退院した栄養不良患者に対する経口栄養補助剤の使用または不使用の

長期的なランダム化比較試験では,入院,処方薬,一般開業医と総合病院外来のコストのプロスペクティブ調査が行われた。この混合患者集団で栄養補助剤が6カ月間使用されたが,経済的効果は認められなかった[35]。しかしながら,栄養補助剤使用グループ,不使用グループのいずれにおいても最大の支出は入院費であり,支出額全体の70%を占めていた。

英国で行われたさまざまな横断的調査からは,病院で認められる栄養不良は全体の約3%未満であるが,栄養不良に対するコストの約半分が病院治療に関係していた。この多額の費用を削減する治療介入は,むろん歓迎されるべきものではあるが,コミュニティ社会と病院で資金の流れが分かれる場合には,潜在的な利害対立が生じる場合がある。例えば,コミュニティ社会で処方される経口栄養補助剤はコストを増加させる反面,入院費や病院コストの軽減につながることが予想される[8]。

(2) 費用対効果分析

費用対効果分析(CEA)は,2種類またはそれ以上の代替治療に関係する支出(費用)と結果(効果)を比較するものである。費用対効果は一般的に,増分費用効果比,すなわち「費用の差(治療A,治療B):効果の差(治療A,治療B)」の比で示される。効果の単位は調査によって異なるため,調査間の比較は困難である。しかしながら,特殊なタイプのCEAとみなせる費用対効果分析では一般的に同じ効果単位〔例:生活の質と生存年数を組み合わせた質調整生存年数(QALY)〕が使用されるので,さまざまな医学分野の幅広い治療法を比較することが可能である。栄養補給の分野ではCEAはほとんど行われていないが,一部の例を以下にあげる。

① "免疫賦活経腸栄養法"のCEA調査(効果の測定基準は合併症のない患者1人当たりのコスト)では,ある程度の有効性が報告されている[32-34]。

② 英国立医療技術評価機構(National Institute of Clinical Excellence:NICE)は,経口栄養補助剤(ONS)による治療を含め,65歳以上の高齢者に対する栄養スクリーニングプログラムの効果を評価するためにCEAを実施した[21]。その結果,基準死亡率が3.5%で栄養不良の罹患率が4.8%の場合,

増分費用効果比は1QALY当たり5,000〜10,000ポンド程度に抑えられ,治療の介入は費用対効果が高いと結論づけられている。ただし,対照群の長期的な死亡率に関する前提など,根拠のない前提がいくつか立てられているため,このCEAの結果の解釈には注意が必要である。

③ 1995年に英国で行われ,1996年に報告された在宅中心静脈栄養法(在宅TPN)の費用効用分析は,1QALY当たりのコストを69,000ポンドと試算している(この結果を年3％で割り引くと2007年は約10万ポンド)[36]。

④ 自宅で経腸経管栄養法(ETF)を受けている脳卒中患者のCEAも行われている[37]。これらの患者の1QALY当たりのコストは12,816ポンドであった(信頼区間95％,10,351〜16,826ポンド)。介護施設の場合,国の医療費拠出額により,コストは10,304ポンドから68,064ポンドまでの幅を有している(通常,CEAでは民間支出は考慮されている)。

(3) CEAに準拠した変更

英国では最近,CEAに基づき2つの重要な変更がなされた。

1) 制限的医療行為

効果を示さなかった患者の治療を選択的に中止するというもので,これにより,治療に適合し効果を示す患者の費用対効果が向上した。一例として肥満治療薬ゼニカルの使用があげられる[38]。

2) リスク共有:結果保証のコンセプト

治療が有効であった場合にかぎり,国民健康保険(national health service:NHS)が治療費を支払うという考え方である。医薬品が期待される効果が示されなければ,業界はNHSに医薬品のコストを払わない。このような考え方は,多発性硬化症に対するインターフェロンβ(およびグルタミンアセテート)の使用を対象に2002年に設置され,治療に反応した患者の1QALY当たりのコストは36,000ポンドと算出された(治療を受けた全患者を対象とした場合は70,000ポンド,つまり35,000〜104,000ポンド/QALY)。2005年に採用された患者5,000人の経過報告書が出される予定である[39]。

上記のデータから,2つの課題をあげることができる。第一に,CEAで

は状況が一般的かまれかは不明で，増分費用対効果比は治療の全体的なコストを必ずしも反映していない。例えば，英国では在宅ETFの使用は在宅経静脈栄養（PN）の50倍であるが，この事実は在宅ETFと在宅TPNに関するCEAには反映されない。またこれらの治療のコスト（表6-1）は，2つを合わせても疾病に関連した栄養不良に支出される公的医療費の約1％にすぎないが，この点についてもCEAには反映されない。したがって，限られた資金の配分に関して政策決定を下すときには，横断的分析など複数種類の経済分析を実施すべきであろう。

　第二に，CEAの考え方は医療行為や社会的価値観と一致するとはかぎらず，限られた資金の配分方法を決める際に規制当局がCEAを用いると問題が生じる可能性がある。NICEは英国の特別な保健当局として1999年に設立され，患者，医療従事者，一般公衆に対して，現行の医療行為に関する堅固で信頼性が高く，正式なガイダンスを提供することを使命としている。NICEが欧州最大級の市場でCEAを採用して以来，NICEの決定は国家財政委員会の監視を受けている。コストが1QALY当たり30,000ポンド以上の治療だと承認される見込みは低いが，1QALY当たり20,000ポンド未満の治療であれば，承認が下りる可能性は極めて高い[39,40]。在宅TPNの費用は，上限である1QALY当たり約30,000ポンドはもとより，1QALY当たりのコストの承認上限も大きく上回っている。政府が在宅TPNに資金を拠出し続けるため，NICEが却下した治療法で，在宅TPNよりも費用対効果の高い治療法を他の患者に提供できないことになり，CEAを社会的公正の基準とする原則に反することになる。また，病院外でETFを使用することも問題を含んでいる。在宅治療であれば，1QALY当たりのコストは閾値の30,000ポンドを大きく下回るが，介護施設の場合，国の拠出額によって，30,000ポンドの閾値を大幅に下回る水準から大幅に上回る水準まで大きな幅がある（10,000〜70,000ポンド）。近親者にかかる介護の負担は計算では加味されないが，介護にあたる近親者の多くも健康問題を抱えた高齢者であり，介護の負担によって自分の健康問題が悪化することもある。

　このような課題をオープンに話し合い，一般的な社会的価値観を考慮に入

れる必要がある。制限的医療行為とリスク共有を通してコストをNHSに組み込むことについても、オープンに議論する必要がある。

5. おわりに

1990年以降、ほとんどの先進諸国では医療費はGDPを上回るスピードで伸びている[14]。先進国は医療サービスの効率性向上と医療格差の是正を目指しているが、この2つの目標は財務面では相容れない内容である。英国では、栄養不良だけでなく肥満にも社会的・地理的格差が存在する。栄養不良のコストは高く、肥満のコストを上回っているものとみられ、国民医療費の約10％を占めている。CEAなどの経済的評価は重要であるが、栄養不良の予防と治療の研究ではほとんど活用されていない。限られた資源を配分する最善の方法については今なお議論の的であり、CEAを積極的に取り入れている国もあれば（英国など）、取り入れていない国もある（米国など）。これらの違いは、考え方、文化、歴史の違いからくるものと思われる。

文　献

1) Elia M.：Nutrition and health economics. Nutrition 2006；22；576-578.
2) Stratton R.J., Green C.J. and Elia M.：Disease-Related Malnutrition. An Evidence-Based Approach to Treatment. Oxford, CABI, 2003.
3) Reilly J.J., Hull S.F., Albert N. et al.：Economic impact of malnutrition: a model system for hospitalized patients. JPEN J Parent Enteral Nutr 1988；12；371-376.
4) Chima C.S., Barco K., Dewitt M.L.A. et al.：Relationship of nutritional status to length of stay, hospital costs, and discharge status of patients hospitalised in the medicine service. J Am Diet Assoc 1997；97；975-978.
5) Braunschweig C., Gomez S. and Sheean P.M.：Impact of declines in nutritional status on outcomes in adult patients hospitalized for more than 7 days. Am J Diet Assoc 2000；100；1316-1320.
6) Gallagher-Allred C.R., Voss A.C., Finn S.C. et al.：Malnutrition and clinical outcomes: the case for medical nutrition therapy. J Am Diet Assoc 1996；

96 ; 361-366, 369 ; quiz 7-8.
7) Meguid M.M.: An open letter to Hillary Rodham Clinton. Nutrition 1993 ; 9 ; ix-xi.
8) Elia M., Stratton R., Russell C. et al.: The Cost of Disease-Related Malnutrition in the UK and Economic Considerations for the Use of Oral Nutritional Supplements (ONS) in Adults. A Report by the Health Economic Group of the British Association for Parenteral and Enteral Nutrition (BAPEN). Reddich, BAPEN, 2006.
9) Stratton R.J., Green C.J. and Elia M.: Simple cost-analysis of changes in hospital length of stay with oral nutritional supplements (ONS) from randomised controlled trials (RCT) (abstract). Clin Nutr 2004 ; 23 ; 906.
10) Stratton R.J., King C., Stubbs S. et al.: Cost of disease-related malnutrition (DRM) in hospital according to 'must' and specialty (abstract). Clin Nutr 2004 ; 23 ; 918.
11) Correia M.I. and Waitzberg D.L.: The impact of malnutrition on morbidity, mortality, length of hospital stay and costs evaluated through a multivariate model analysis. Clin Nutr 2003 ; 22 ; 235-239.
12) Heithoff K.A., Cuffel B.J., Kennedy S. et al.: The association between body mass and health care expenditures. Clin Ther 1997 ; 19 ; 811-820.
13) Wynn M. and Wynn A.: Reducing waiting lists for hospital admission: community nutrition services reduce the need for hospital beds. Nutr Health 2001 ; 15 ; 3-16.
14) Organisation for Economic Co-Operation and Development: OECD Health Data 2006. Eco-Sante OCD software (www.oecd.bookshop.org). Statistics and indicators for 30 countries, 2006.
15) Elia M.: The 'MUST' Report. Nutritional Screening for Adults: A Multidisciplinary Responsibility. Development and Use of the 'Malnutrition Universal Screening Tool' ('MUST') for Adults. A Report by the Malnutrition Advisory Group of the British Association for Parenteral and Enteral Nutrition, 2003. ISBN 1 899467 70X.
16) Finch S., Doyle W., Lowe C. et al.: National Diet and Nutrition Survey: People Aged 65 Years and Over. London, Stationery Office, 1998.
17) Elia M. and Stratton R.J.: Geographical inequalities in nutrient status and risk of malnutrition among English people aged 65 y and older. Nutrition 2005 ; 21 ; 1100-1106.

18) Stratton R.J. and Elia M.: Deprivation linked to malnutrition risk and mortality in hospital. Br J Nutr 2006; 96; 870-876.
19) Netten A. and Curtis L.: Unit Cost of Health and Social Care. Canterbury, University of Kent, 2003.
20) House of Commons Health Committee: Obesity, vol.1. London, Stationery Office, 2004.
21) National Institute of Health and Clinical Excellence: Nutrition Support in Adults. Clinical Guideline 32. London, NICE, 2006.
22) Council of Europe—Committee of Ministers: Resolution ReAP (2003)3 on Food and Nutritional Care in Hospitals, Strasbourg, Council of Europe, 2003.
23) NHS Quality Improvement Scotland. Food, Fluid and Nutritional Care. Edinburgh, NHS, 2003.
24) European Nutrition for Health Alliance, British Association for Parenteral and Enteral Nutrition ILC-U, in collaboration with the Associate Parliamentary Food and Health Forum: Malnutrition among Older People in the Community. Policy Recommendations for Change. London, European Nutrition for Health Alliance, 2006.
25) McPake B., Kumaranayake L. and Normand C.: Health Economics. An International Perspective. London, Taylor & Francis (Routledge), 2002.
26) Lindholm L., Rosén M. and Emmelin M.: How many lives is equity worth? A proposal for equity adjusted years of life saved. J Epidemiol Community Health 1998; 52; 808-811.
27) Anand S., Fabienne P. and Sen A.: Public Health, Ethics, and Equity. New York, Oxford University Press, 2006.
28) Bartley M.: Health Inequality. Cambridge: Polity Press/Blackwell, 2004.
29) Neuman P.J.: Using Cost-Effectiveness Analysis to Improve Health Care. Oxford, Oxford University Press, 2005.
30) Stratton R.J., Ek A.C., Engfer M. et al.: Enteral nutritional support in prevention and treatment of pressure ulcers: a systematic review and meta-analysis. Ageing Res Rev 2005; 4; 422-450.
31) Elia M. and Stratton R.J.: A cost-benefit analysis of oral nutritional supplements in preventing pressure ulcers in hospital (abstract P210). Clin Nutr 2005; 24; 640.
32) Gianotti L., Braga M., Frei A. et al.: Health care resources consumed to treat postoperative infections: cost saving by perioperative immunonutrition.

Shock 2000 ; 14 ; 325-330.
33) Braga M., Gianotti L., Vignali A. et al. : Hospital resources consumed for surgical morbidity: effects of preoperative arginine and omega-3 fatty acid supplementation on costs. Nutrition 2005 ; 21 ; 1078-1086.
34) Senkal M., Zumtobel V., Bauer K.H. et al. : Outcome and cost-effectiveness of perioperative enteral immunonutrition in patients undergoing elective upper gastrointestinal tract surgery: a prospective randomized study. Arch Surg 1999 ; 134 ; 1309-1316.
35) Edington J., Barnes R., Bryan F. et al. : A prospective randomised controlled trial of nutritional supplementation in malnourished elderly in the community: clinical and health economic outcomes. Clin Nutr 2004 ; 23 ; 195-204.
36) Richards D.M. and Irving M.H. : Cost-utility analysis of home parenteral nutrition. Br J Surg 1996 ; 83 ; 1226-1229.
37) Elia M. and Stratton R.J. : A cost-utility analysis in patients receiving enteral tube feeding at home and in nursing homes. Clin Nutr 2008 ; 27 ; 416-423.
38) Foxcroft D.R. : Orlistat for the treatment of obesity: cost utility model. Obes Rev 2005 ; 6 ; 323-328.
39) Raftery J. : Review of NICE's recommendations, 1999-2005. BMJ 2006 ; 332 ; 1266-1268.
40) Towse A. and Pritchard C. : Does NICE have a threshold? An external view? *In* : Cost-Effectiveness Thresholds: Economic and Ethical Issues. Proceedings of a Workshop Jointly Organised by the Office of Health Economics and the King's Fund on 1 March 2002 (ed. by Towse A., Pritchard C. and Devlin N.). London, King's Fund, 2002.

索引

欧文索引

A

absolute risk reduction ……… 130
AF ……… 106
APACHE Ⅱ ……… 42, 51, 61
ARR ……… 130
Atwater 係数 ……… 111
AUC ……… 43

B

bacterial translocation ……… 64
basal energy expenditure ……… 106
BCAA ……… 75, 91
BEE ……… 106
BMI ……… 56
branched chain amino acids …… 75, 91

C

CC ……… 48, 55
CEA ……… 166
CKD ……… 59
COPD ……… 59, 110
CV ライン ……… 85, 88

D

DAFNE プログラム ……… 100
DCCT ……… 152
Diabetes Prevention Program …… 142
Dose Adjustment for
　Normal Eating ……… 100
DPP ……… 142

E

EBM ……… 129
EBN ……… 129
eGFR ……… 59
ETF ……… 167
evidence based medicine ……… 129
evidence based nutrition ……… 129

G

gastric inhibitory polypeptide …… 111
GIP ……… 111
GLP-1 ……… 111
glucagon like peptide-1 ……… 111
GNRI ……… 42

H

high risk approach ……… 151

I

IBQ ……… 42
IED ……… 66
IMD ……… 66
immune-enhancing diet ……… 66

immune-modulating diet 66
immunonutrients 79
intensive insulin therapy 92

J

JCAHO 45

L

late evening snack 75
LES 75

M

Malnutrition Screening Tool 8
Malnutrition Universal Screening
　Tool 5, 158
marginal vitamin deficiency 114
MCT 109
Mendelson 症候群 81
Mini Nutritional Assessment® 6
MNA® 6, 9, 54, 56
　──SF 9, 42, 48, 61
　──Short Form 9
MST 8
MUST 5, 158

N

National Institute of Clinical
　Excellence 166
national health service 167
NCU 51
NHS 167
NICE 166
NNT 129
NPC/N 90

NRS 2002 .... 6, 56
NST 45, 98, 123
Number Needed to Treat 129
Nutrition Support Team 98, 123
Nutritional Risk Screen 6
NYHA 分類 59

O

ONS 165
overfeeding 93

P

PEG 19, 69
PEG with jejunal extension 71
PEG-J 71
PEJ 71
percutaneous endoscopic
　gastrostomy 19, 69
percutaneous endoscopic
　jejunostomy 71
percutaneous transesophageal
　gastrotubing 70
peripheral parenteral nutrition 85
peripherally inserted central
　venouscatheter 88
PICC 88
PNI 42
population approach 151
PPN 85, 86
PTEG 70

Q

QALY 131, 166
QOL 3, 22, 132

R

ready to hung 製剤 ················· 84
refeeding syndrome ············· 107
relative risk reduction ········ 130
RRR ·· 130
RTH 製剤 ································· 84

S

sensitivity ································ 43
SERM ······································ 148
SF ··· 106
SGA ····································· 8, 43
Short Nutritional Assessment
　　Questionaire ······················ 8
SMP 比 ···································· 108
SNAQ ·· 8
SOFA ·· 42
specificity ································· 43
Subjective Global Assessment ······· 8

T

t-PA ····································· 53, 61
total parenteral nutrition ······ 85
TPN ····································· 85, 87

V

VAS ···································· 39, 44
very low-calorie diet ·············· 99
Visual Analogue Scale ·········· 39
VLCD ·· 99

和文索引

あ行

アイコンタクト ······················· 119
アウトカム ························ 39, 44
　――決定因子 ························ 49
　――指標 ························· 40, 44
アルギニン ································ 80
アルコール ······························ 116
胃食道逆流 ································ 83
一次予防 ·································· 151
一価不飽和脂肪酸 ················· 108
医療効率 ······································ 1
医療の質 ·································· 39
インラインフィルター ·········· 88
ウェルニッケ脳症 ············ 87, 93
英国における評価 ················· 160
英国立医療技術評価機構 ····· 166
栄養アセスメント ········ 4, 39, 43
栄養管理計画 ··························· 97
栄養機能食品 ························· 118
栄養教育 ····································· 5
栄養サポート ··························· 40
栄養指導 ···························· 24, 97
　――ガイド ························· 121
　――計画 ····························· 116
栄養状態の評価 ····················· 115
栄養食事指導料 ····················· 102
栄養スクリーニング・アセスメントツ
　ール ······································ 158
栄養治療計画 ····························· 4
栄養不良コスト ····················· 158

栄養療法 …………………………… 1, 40
エビデンス ………………………………… 1
炎症性腸疾患 ……………………………… 66
重み付け法 …………………………… 58, 60

か行

科学的根拠 ………………………………… 41
　——に基づく糖尿病診療ガイド
　ライン ………………………………… 142
活動係数 ………………………………… 106
カテーテル先端位置異常 ………………… 91
肝疾患 ……………………………………… 75
感度 ………………………………………… 43
管理栄養士 ……………………………… 100
気胸 ………………………………………… 91
基礎代謝量 ……………………………… 106
客観的指標 ………………………………… 43
吸収不良症候群 …………………………… 66
急性腎臓病 ………………………………… 59
急性膵炎 …………………………………… 59
急性肺血栓塞栓症 ………………………… 59
強化インスリン療法 ……………………… 92
グリセミック・インデックス …………… 112
クリニカル・パス ……………………… 122
クローン病 ………………………………… 66
経口栄養補助剤 ………………………… 165
経済効果 …………………………………… 3
経済的効果 …………………………… 25, 27
経腸栄養 ……………………………… 18, 63
経腸経管栄養法 ………………………… 167
経皮内視鏡的胃瘻造設術 …………… 19, 69
経皮内視鏡的経食道胃管挿入術 ……… 70
外科的空腸瘻 ……………………………… 70
血栓 ………………………………………… 91

血糖管理 …………………………………… 15
高血圧 …………………………………… 136
厚生労働省急性膵炎重症度判定基準
　…………………………………………… 59
公的医療費 ……………………………… 162
高度バリアプレコーション ……………… 92
高齢者 ……………………………………… 9
誤嚥 ………………………………………… 81
呼吸商 ……………………………………… 78
国際共同研究班 …………………………… 45
国民健康保険 …………………………… 167
骨粗鬆症 ………………………………… 147
コンプライアンス ………………………… 21

さ行

在宅 TPN ……………………………… 167
在宅中心静脈栄養法 …………………… 167
三次予防 ………………………………… 151
脂質異常症 ……………………………… 144
脂質投与量 ……………………………… 108
質調整生存年数 ………………………… 166
至適血液 ………………………………… 137
脂肪肝 ……………………………………… 93
脂肪乳剤 ……………………………… 87, 88
死亡率 ……………………………………… 51
周術期栄養管理 ……………………… 13, 14
重症急性膵炎 ……………………………… 66
就寝前補食療法 …………………………… 75
主観的指標 …………………………… 43, 44
主観的包括的栄養アセスメント ……… 43
術後栄養管理 ……………………………… 17
術前炭水化物投与 ………………………… 15
消化吸収障害 ……………………………… 73
消化態栄養剤 ………………………… 71, 73

索引　177

消化態流動食 ……………… 73	炭水化物投与量 ……………… 111
小脳梗塞 …………………… 51	短腸症候群 …………………… 66
静脈栄養 ……………… 63, 85	タンパク質投与量 …………… 107
静脈血栓症 ………………… 91	中鎖トリグリセリド ………… 109
食塩 ………………………… 116	中心静脈栄養 ………… 85, 87
——摂取 ………………… 137	腸瘻造設 …………………… 19
食事 ………………………… 47	治療食 ……………………… 102
——指導 ………………… 97	治療的介入閾値 …………… 135
——計画 ………………… 116	椎体圧迫骨折 ……………… 147
——療法 ………………… 98	低栄養症候群 ………………… 48
食物繊維欠乏 ……………… 83	天然濃厚流動食 ……………… 71
人工濃厚流動食 ……………… 71	橈骨遠位端骨折 …………… 147
浸透圧性下痢 ………………… 83	糖質投与量 ………………… 111
浸透圧比 …………………… 86	動的指標 …………………… 56
腎不全 ……………………… 77	糖尿病 ………………… 78, 141
膵外分泌障害 ………………… 66	投与エネルギー量の決定 … 103
水分管理 …………………… 16	特異度 ……………………… 43
水分量 ……………………… 113	特定保健用食品 …………… 118
スキントラブル …………… 83	特別食 ……………………… 102

な 行

スクリーニング ………… 4, 5	内視鏡的空腸瘻造設術 ……… 71
スタチン …………………… 144	肉芽 ………………………… 83
ストレス係数 ……………… 106	二次予防 …………………… 151
生活習慣病 ………………… 127	日本人の食事摂取基準（2010年版）
静的指標 …………………… 56	………………………… 99, 137
成分栄養剤 ……………… 71, 72	乳酸アシドーシス …………… 93
セレン ………………… 89, 93	脳卒中 ……………………… 136

た 行

は 行

退院後の栄養管理 ………… 21	パラチノース ………………… 78
代謝変化 …………………… 15	半消化態栄養剤 ……………… 71
大腿骨近位部骨折 ………… 147	非ケトン性高浸透圧性昏睡 … 92
多価不飽和脂肪酸 ………… 108	ビスフォスフォネート ……… 148
単一指標 …………………… 43	
胆汁うっ滞 ………………… 93	

ビタミン B_1 ……………………… 87
ビタミン D ……………………… 148
ビタミン欠乏状態 ……………… 114
ビタミン・ミネラル投与量 …… 114
必須脂肪酸欠乏 ………………… 84
病院機能評価機構 ……………… 45
費用効果分析 …………………… 131
費用効用分析 …………………… 131
費用対効果分析 ………………… 166
病態別経腸栄養剤 ……………… 66
費用便益分析 …………………… 131
微量元素 ……………… 84, 89, 115
複合指標 ………………………… 43
ふくらはぎの周囲長 ……… 48, 55
不顕性誤嚥 ……………………… 81
分岐鎖アミノ酸 …………… 75, 91
分岐鎖デキストリン …………… 78
米国の調査 ……………………… 158
放射線療法 ……………………… 23
飽和脂肪酸 ……………………… 108

■ ま 行 ■

末梢静脈栄養 ……………… 85, 86

マルコフモデル ………………… 133
慢性呼吸器不全 ………………… 78
慢性心不全 ……………………… 59
慢性閉塞性肺疾患 ……………… 110
無作為臨床試験 ………………… 133
メリーランド病院協会 ………… 45
免疫栄養 ………………………… 14
　── 療法 ……………………… 19
免疫調節型経腸栄養剤 …… 66, 79
免疫賦活型経腸栄養剤 …… 66, 79

■ や 行 ■

有害事象 ………………………… 40
臨床栄養管理 …………………… 1
臨床栄養研究 …………………… 2
臨床研究 ………………………… 2
臨床指標 ………………………… 45
臨床評価 ………………………… 3

■ ら 行 ■

瘻孔周囲炎 ……………………… 83

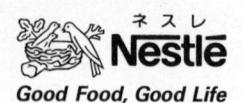

ネスレ栄養科学会議

　ネスレは1993年以来，ネスレ科学振興会および乳酸菌応用研究会の活動を通じて，日本の栄養科学の振興に貢献してまいりました．2005年からは，これら2つの会の活動を統合し，ネスレ栄養科学会議と名称を改めました．

　ネスレ栄養科学会議は，ネスレの研究開発部門がスポンサーとなっている独立した団体であり，日本の著名な大学教授4名およびネスレからの4名を併せ，計8名の理事が理事会を構成しています．

　ネスレ栄養科学会議の目的は，日本の大学・研究所における栄養科学研究を振興するとともに，科学情報の伝搬に貢献することです．このゴールを目指して，ネスレ栄養科学会議は，次の4分野で活動を行っています．

(1) 栄養科学関連研究者への助成．学術委員会による厳正な審査のもと，毎年，8件の研究に対して助成を行っています．研究助成は公募であり，研究活動を日本で行うすべての研究者に対して開かれています．

(2) 卓越した栄養研究の振興．ネスレ栄養科学会議は，毎年，優秀な論文を発表した若手研究者に対し，栄養科学への貢献を賞して，論文賞を贈っています．

(3) 公開講演会の開催．ネスレ栄養科学会議は，国内外の著名な研究者を招き，最新の研究を紹介する講演会を，日本栄養・食糧学会大会にて開催しています．さらに，11月にも毎年，栄養に関連したシンポジウムを開催しています．

(4) ネスレ栄養科学会議は，研究助成者による成果報告ならびに栄養学の分野の科学レビューを出版しています。

ネスレ栄養科学会議理事会役員

理事長	阿部啓子	東京大学大学院特任教授
副理事長	ピーター・バン　ブラーデレン	
	ネスレリサーチセンター（スイス・ローザンヌ）所長	
理事	森谷敏夫	京都大学大学院人間・環境学研究科教授
理事	武田英二	
	徳島大学大学院ヘルスバイオサイエンス研究部教授	
理事	小川佳宏	東京医科歯科大学難治疾患研究所教授
理事	トーマス・ハウザー	
	ネスレ日本株式会社専務取締役生産本部長	
理事	ファブリツィオ・アリゴニ	
	ネスレリサーチ東京　所長	
理事	中島昭広	
	ネスレ日本株式会社　ネスレニュートリションカンパニー	
	カンパニープレジデント	

ネスレ栄養科学会議事務局

事務局長　町田千恵子
〒140-0002　東京都品川区東品川 2-2-20　天王洲郵船ビル
TEL：03-5769-6214　FAX：03-5769-6291
ホームページ：http://j.nestle.co.jp/science/

〔著者紹介〕（執筆順）

武田　英二（たけだ　えいじ），第1章
　　徳島大学大学院ヘルスバイオサイエンス研究部教授
　　医学博士

雨海　照祥（あまがい　てるよし），第2章
　　武庫川女子大学生活環境学部教授
　　医学博士

佐々木　雅也（ささき　まさや），第3章
　　滋賀医科大学附属病院栄養治療部病院教授
　　医学博士

幣　憲一郎（しで　けんいちろう），第4章
　　京都大学医学部附属病院疾患栄養治療部栄養管理室長

田中　清（たなか　きよし），第5章
　　京都女子大学家政学部教授
　　医学博士

マリノス　エリア（Marinos Elia），第6章
　　サザンプトン大学医学部教授
　　Professor, School of Medicine, University of Southampton, UK

臨床栄養管理法
―― 栄養アセスメントから経済評価まで ――

2011年（平成23年）5月10日 初版発行

監　修	ネスレ栄養科学会議
発行者	筑　紫　恒　男
発行所	株式会社 建帛社 KENPAKUSHA

〒112-0011 東京都文京区千石4丁目2番15号
　　　　TEL（03）3944-2611
　　　　FAX（03）3946-4377
　　　　http://www.kenpakusha.co.jp/

ISBN 978-4-7679-6155-2　C 3047　　　　幸和印刷／愛千製本所
©ネスレ栄養科学会議, 2011.　　　　　　　　Printed in Japan
（定価はカバーに表示してあります）

本書の複製権・翻訳権・上映権・公衆送信権等は株式会社建帛社が保有します。
JCOPY 〈㈳出版者著作権管理機構 委託出版物〉
本書の無断複写は著作権法上での例外を除き禁じられています。複写される
場合は，そのつど事前に，㈳出版者著作権管理機構（TEL 03-3513-6969，
FAX 03-3513-6979，e-mail: info@jcopy.or.jp）の許諾を得て下さい。